La vérité sur les gestes

Groupe Eyrolles
61, bd Saint-Germain
75240 Paris cedex 05

www.editions-eyrolles.com

Du même auteur, chez le même éditeur :

Le blues du consommateur, 2005.

To buzz or not to buzz, 2007.

Et la gentillesse dans tout ça ?, 2007.

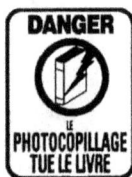

© Groupe Eyrolles, 2008
ISBN : 978-2-212-53997-4

Georges CHÉTOCHINE

La vérité sur les gestes

EYROLLES

Sommaire

Introduction 1

1 • La gestuelle : une histoire qui débute dès l'Antiquité 5

Le cas Démosthène 6

Le geste : un langage performatif 7

Entre nature et culture..8

Un vecteur d'émotions 9

La thèse des deux langages..10

Le verbal et le non-verbal ne font qu'un...............................12

Une séparation nette : l'expérience de Mehrabian..................13

D'où provient le non-verbal ? 16

La linguistique 17

L'univers comportemental..21

Verbal, non-verbal, comportements et fondements
du discours 25

Les principes 25

L'expérimentation 26

Verbal et non-verbal : deux modes d'expression différents
et complémentaires 29

    La dimension multidimensionnelle du geste 29

    La dimension relationnelle du geste 33

L'intrication de la langue et du langage corporel 35

Faire confiance aux gestes ou aux mots ? 38

    Le décalage entre le verbal et le non-verbal 38

    Une question d'interprétation 39

2 • La typologie des gestes 43

Les gestes iconiques 43

    Les gestes incohérents 43

    Les gestes hystériques 47

Les gestes métaphoriques 49

Les gestes secondaires ou accidentels 52

Les gestes universels 57

    Les gestes expressifs 57

    Les emblèmes 59

Les gestes mimétiques 63

Les gestes des retrouvailles 66

    Après une longue absence 66

    La rencontre d'un vieil ami 69

Les gestes synchrones 70

Les gestes heurtés ou « gestes bâton » 71

Les gestes « pompes » d'émotion primaire 74

Les gestes d'instinct...76

Les gestes de relation amicale 78

La frappe dans le dos 80

La main qui prend l'avant-bras 80

La prise à deux mains 81

La prise du bras 82

L'accolade et l'embrassade 82

Les petites tapes 84

Les contacts cutanés 85

Le rapprochement du corps 88

La poignée de main 89

Le « petit coucou » 90

Les gestes de l'inquiétude et de l'angoisse 91

Les gestes de la personne gênée 94

La personne gênée par la conduite des autres 94

La personne gênée par sa propre conduite 95

Les gestes du mensonge 96

Le menteur dynamique 97

Le menteur pathétique 99

Les gestes de la détestation et de la haine 102

La haine de la femme 102

La haine de l'homme 103

La haine envers vous 104

Les gestes de la moquerie 105

Les gestes de l'approche amoureuse 107

Dans la rue 107

Dans le canapé 108

En public 110

Dans la voiture 110

Lors d'un dîner 111

Les gestes mous ou avortés 112

Les gestes exagérés 114

Les gestes snob 116

Les gestes de défense de son territoire 118

Les gestes d'isolement et de défense 121

    Les bras croisés 121

    Les boutons de manchettes 123

    La mèche de cheveux 123

Les gestes de l'insulte ou du désintéressement 124

3 • La fonction des gestes 127

L'impérieux besoin d'exprimer ses sentiments 127

La nécessité d'informer 132

    La magie 137

    Le rituel guerrier 139

    La rhétorique 140

Donner un ordre 141

La rage de convaincre 144

4 • Savoir analyser les gestes 147

Information et communication 147

Décoder les signaux de la dissimulation
et de la simulation 150

Décoder les signaux contradictoires
et les signaux ambivalents 154

    Les signes végétatifs 156

    Les signes des jambes et des pieds 157

    La position du buste et du tronc.......................................159

    Le mouvement des bras et des mains 160

    La posture du corps 161

    Le regard 166

Décoder les vrais et les faux signaux de soumission 171

Décoder les vrais signaux de la trahison 174

**5 • Toutes les questions que vous vous posez sur
votre entourage** 177

Conclusion 217

Bibliographie 219

Index thématique 231

Index des noms propres 237

Introduction

Le langage des gestes est quelque chose qui passionne, qui étonne, qui surprend et qui souvent sème le doute ! Peut-on interpréter ce que signifie un patron qui vous regarde en croisant les bras, ou la volonté amoureuse d'une femme qui croise et décroise les jambes, comme ce geste souvent très masculin de remonter son pantalon ?

Chacun d'entre nous aimerait comprendre les indices, les signes qui se cachent derrière les gestes des mains, des bras, du corps, du visage, qui permettent de saisir si celui que l'on observe dit vraiment la vérité, s'il pense ce qu'il dit ou s'il feint de nous faire croire qu'il est ému, qu'il nous aime, qu'il est vraiment fâché ou pleinement heureux et profondément ému.

Malheureusement, rien n'est vraiment certain, et souvent, on se demande si les interprétations des gestes ne sont pas tout simplement des affirmations sans fond de certains soi-disant spécialistes !

Par l'analyse des gestes, on voudrait aussi savoir si tel couple connu file le parfait amour ou si, au contraire, la rupture est proche ! De la même façon, on voudrait s'assurer que tel leader politique, lorsqu'il monte à la tribune et déroule son programme pour les élections présidentielles, est honnête ou s'il fait comme beaucoup d'autres, encore une fois, un grand coup de marketing.

Plus simplement, on voudrait s'assurer que notre conjoint nous dit la vérité et comprendre la réalité de la crise d'adolescence que traversent nos enfants.

La première question qui vient à l'esprit de tous ceux qui ont suivi mes analyses lors de différentes émissions de télévision est la suivante : est-ce qu'il y a une *science* derrière le décodage du langage des gestes des femmes et des hommes qui nous gouvernent, de notre patron, de notre conjoint ou de nos enfants, ou s'agit-il simplement de suppositions, d'hypothèses bien formulées pour amuser le téléspectateur ?

Si j'écris ce livre, c'est pour montrer que oui, le décodage des gestes est bien une science ! Bien sûr, comme dans tous les domaines qui touchent aux secrets et à l'intimité des individus, il y a des charlatans sans scrupule qui affirment, en observant des signes du visage, des mains, des yeux, que telle personne ment ou qu'elle est sincère. Ces tristes sires écrivent des livres sur les gestes sans se soucier de la vérité. Mais ce phénomène n'est pas propre à la science des gestes : on le retrouve dans des domaines aussi sérieux et importants que la psychologie, la psychanalyse ou la médecine !

Il faut savoir que depuis des décennies, dans le monde entier, des universités prestigieuses et des chercheurs de renom travaillent sans relâche à définir les bases, les codes qui permettent de comprendre ce que chaque geste recèle, exprime, signifie. Il faut également noter que les gouvernements et les polices du monde entier s'intéressent à la gestuelle pour confondre les espions et les criminels.

Le décodage des gestes est donc une discipline tout à fait sérieuse, comme vous le verrez dans les pages qui suivent.

Chapitre 1

La gestuelle : une histoire qui débute dès l'Antiquité

Depuis quelques années, le langage des gestes, bien que souvent tourné en ridicule par les journalistes et les animateurs de radio, est à l'honneur. Il n'est pas d'émission de télévision qui ne nous montre les gestes des mains de celui qui parle ou, mieux, le mouvement des pieds et des jambes des interviewés. Ainsi, grâce à une caméra habilement centrée sur ce qui se passait sous la table, on a pu voir que Nicolas Sarkozy, alors candidat à la présidentielle, répondait à Patrick Poivre d'Arvor en ayant au préalable retiré ses chaussures ! Que peut-on en déduire ? Bien évidemment, cette mode de l'observation des gestes est la conséquence de l'existence de la télévision, de l'audiovisuel et, surtout, de la présence de caméras dans la plupart des congrès. Aujourd'hui, il n'est pas de meetings politiques ni de réunions de collaborateurs sans que l'on puisse voir en gros plan sur des écrans géants la tête de l'orateur, du candidat, du directeur général ou simplement du directeur des ventes.

En fait, la gestuelle, ou « *body language* », n'est pas une idée nouvelle : elle a plus de 2 000 ans ! Selon Adam Kendon[1], grand historien de la gestuelle, les premières traces écrites sur les gestes remontent à l'Antiquité !

Le cas Démosthène

C'est ainsi que l'Athénien Démosthène (384-322) s'illustra par ses discours et plaidoiries. Il avait une santé délicate, une voix faible et une élocution qui manquait de netteté, qui lui interdisaient au départ d'envisager une carrière d'orateur politique.

Il s'entraîna alors assidûment et systématiquement à corriger ses problèmes d'élocution, allant jusqu'à s'exercer à parler avec des petits galets dans la bouche, et s'enfermait régulièrement chez lui pour étudier le style de Thucydide.

À cause de toutes ces préparations et de sa réticence à improviser, les autres orateurs lui reprochèrent souvent de « sentir la

---

1. Adam Kendon est né à Londres. Il a étudié la biologie et la psychologie expérimentale à l'université de Cambridge, puis a soutenu sa thèse à l'université d'Oxford sur l'organisation temporelle des conduites dans l'interaction en face-à-face. En 1966, il s'est établi aux États-Unis comme chercheur et a enseigné en divers endroits dont le *Connecticut College* et l'université de Pennsylvanie. Il a passé huit ans en Australie, au département d'anthropologie de l'*Australian National University*, où il a étudié le système gestuel utilisé par les Aborigènes du désert central. Il a d'ailleurs publié un ouvrage majeur à ce sujet en 1988. Depuis 1991, il séjourne régulièrement en Italie, dans la province de Campanie, et poursuit ses travaux sur l'usage des gestes dans la communication quotidienne. En tant que professeur, il a été invité à l'université de Salerne, à l'université de Naples orientale et à l'université de Calabre. De ses nombreuses publications, nous retiendrons deux ouvrages récents : *Gesture in Naples and Classical Antiquity* (traduit, introduit et annoté en italien par Andrea de Jorio's, *La mimica degli antichi investigata nel gestire napoletano*, 1832), Indiana University Press, 2000, et *Gesture: Visible Action as Utterance*, Cambridge University Press, 2004. Il est éditeur de la revue *GESTURE* (publiée par John Benjamins depuis 2000) et est président d'honneur de l'*International Society of Gesture Studies*.

lampe » et de n'avoir aucun don naturel. Il fut en butte aux clameurs et aux moqueries à cause de son style insolite, dont on jugeait les phrases tarabiscotées et les raisonnements poussés avec trop de rigueur, forcés à l'extrême.

Le fait est que, dans la suite de son incroyable carrière politique, Démosthène accorda toujours beaucoup d'importance à la forme du discours, aux gestes de l'orateur, au ton de la voix, qui étaient pour lui le cœur du discours.

Plutarque rapporte ainsi une histoire qui met en lumière le rôle des gestes :

> « *Un homme, à ce que l'on raconte, vint trouver Démosthène pour lui demander de le défendre et lui expliqua qu'on l'avait battu : "Allons donc, lui dit Démosthène, tu n'as pas été victime de ce que tu me dis." Alors, l'homme élevant la voix, criant et gesticulant : "Moi, Démosthène, je n'ai pas été victime ?" "Par Zeus, reprit Démosthène, maintenant j'entends la voix d'une victime et ses gestes." Telle était l'importance qu'il accordait au ton et au jeu des gestes de ceux qui parlent pour obtenir créance.* »[1]

Le geste : un langage performatif

Pour Cicéron, né en 106 av. J.-C., homme d'État romain, auteur latin et orateur remarquable, les gestes, l'action du corps et des membres expriment les sentiments et la passion de l'âme. Le mot latin *actio* était employé par Cicéron pour définir le mot moderne de « transmission » (information). Cet orateur hors pair estimait en effet que les gestes du corps et le corps lui-même

---

1. Plutarque, *Vie de Démosthène*, Les Belles Lettres, 1976.

forment un instrument de musique dont l'éloquence est comparable à celle des mots dans le discours. Il ira encore plus loin en décrivant 81 gestes couramment utilisés lors d'un discours politique pour que ce dernier soit percutant.

Dans son livre *Chironomia,* le philosophe Austin s'intéresse d'abord aux effets des gestes sur une audience. Il semble être le premier à avoir saisi l'intérêt du geste en ce qu'il *produit* quelque chose, et plus seulement en ce qu'il signifie quelque chose. Le geste serait en quelque sorte un langage performatif, c'est-à-dire quelque chose qui donne lieu à ce qui appartient au domaine de l'action.

Entre nature et culture

Francis Bacon, philosophe et homme d'État anglais (1526-1661), dans *Advancement of Learning,* insiste sur le fait que la langue parle aux oreilles et les gestes aux yeux. John Bulwer avouera que c'est cette phrase de Bacon qui l'a incité à se consacrer à ses recherches sur les gestes et à affirmer que ceux-ci sont le langage naturel des humains, quels que soient leurs peurs, leur origine ou leur statut social. Selon l'auteur, la langue est artificielle, tandis que les gestes, eux, sont toujours naturels !

Condillac (en 1756), mais aussi Diderot et l'abbé de l'Épée, s'intéressent aux gestes par le truchement du cas des muets : plutôt que de forcer les muets à émettre un son de leur gorge, comme c'était le cas en Angleterre, ils décident de se servir des gestes pour que ces pauvres malheureux exclus de la société aient leur place sous le soleil. Cela peut nous paraître évident, mais il faut savoir qu'à l'époque, les muets n'étaient pas considérés comme des humains normaux puisqu'ils n'étaient pas faits à l'image de Dieu.

Plus proche de nous (en 1878), Edward Tylor, l'un des fondateurs de l'anthropologie contemporaine, s'intéresse à une question nouvelle, à savoir la relation qui peut exister entre les gestes et la culture. Tylor cherche ainsi à comprendre le lien entre la variation des gestes, en fonction des cultures, des civilisations, et ce qui se passe dans notre cerveau.

Un vecteur d'émotions

En 1921, Wilhelm Wundt, considéré par de nombreux scientifiques comme le père de la psychologie expérimentale, déclare dans son ouvrage de référence *The Language of Gesture* que les gestes, lors d'une communication, ne trouvent pas leur raison d'être dans la motivation de communiquer un concept, mais bien dans l'émotion ressentie à propos du concept (à ce propos, nous verrons, dans un prochain chapitre, l'importance de l'émotion dans la gestuelle). C'est là un point de vue révolutionnaire. En effet, jusqu'ici, on considérait les gestes comme des éléments au service du narrateur ou de l'orateur. Wundt, lui, s'intéresse aux gestes que nous faisons tous les jours. La simultanéité entre la parole et les gestes l'intrigue. Il veut en connaître la raison, parce qu'il est convaincu que les gestes apportent un message qui complète celui des mots.

Pour cela, il s'intéresse aux gestes des tribus indiennes, à ceux des moines et des personnages de la société napoléonienne. Par exemple, il montre que, chez les Indiens, lorsqu'un homme met son doigt près de son œil et fait un geste en direction de l'œil de son interlocuteur, ou s'il se touche le cœur puis dirige sa main en direction de l'autre, cela est un signe de paix. *A contrario*, chez les moines cisterciens, ces signes traduisent la suspicion.

Wundt souligne que les gestes sont le vrai miroir de l'âme humaine ! Pour autant, il n'apporte pas de preuve à cette idée communément acceptée.

Les idées de ce grand savant vont ouvrir une nouvelle ère : le geste ne se réduit plus seulement à ce qu'il signifie dans le discours, comme le préconisait Cicéron ; il traduit aussi et surtout la personnalité et les sentiments de celui qui parle ; il constitue en lui-même un langage sur les intentions de la personne.

Sigmund Freud et l'anthropologue Edward Sapir, suite aux travaux de Wundt, sont convaincus qu'il y a au plus profond de chacun d'entre nous, et ce de façon inconsciente, une série de règles, une grammaire effective des gestes.

La thèse des deux langages

Il ne faut pas croire que la paix règne entre tous ceux qui parlent et qui étudient sérieusement le langage des gestes. Il y a de nombreuses écoles qui voient les choses de façon très différente et qui s'affrontent dans leurs certitudes. Il me semble important de faire le point sur ce qui se dit, pour que ceux qui s'intéresseront à la science des gestes ne soient pas pris au dépourvu par des experts, qui bien sûr, avec force gestes et bon ton de voix, expliqueront qu'ils ont raison et que ceux qui ont lu mon livre sont dans l'erreur.

Pour la plupart des psychologues, le langage des gestes exprime seulement les émotions de celui qui parle, la façon dont il cons- truit les relations interpersonnelles et les éléments qui lui permettent de négocier sa position sociale. Jusque-là, on ne peut qu'être d'accord. Mais Michael Argyle et Peter Tower, psychologues de renommée mondiale de l'université d'Oxford, vont plus loin et affirment dans leur livre *Social Skills and Mental Health* que le langage verbal, c'est-à-dire les mots, a pour mission de convoyer des faits, des informations au monde, alors que le langage des gestes, lui, renvoie uniquement à la gestion des relations sociales proche et immédiate. En d'autres termes, pour dire des choses intelligentes, productrices de rêves, pour exprimer des concepts, seul le langage verbal aurait un sens. Le langage des gestes ne serait au fond qu'une sorte de langage animal. Lorsque le chien veut sortir faire ses besoins, il saute, aboie et remue la queue. Lorsqu'un enfant n'est pas content, il se roule par terre. Ainsi, pour eux, les humains utilisent bien deux types de langage séparés, voire indépendants, à savoir d'un côté, les mots qui font comprendre, et de l'autre, les gestes et les mimiques qui sont instinctifs.

Il n'est pas étonnant que certains fassent cette dichotomie et, disons-le, donnent plus d'importance à la communication verbale qu'à la communication non verbale. Les mots, à l'évidence, fascinent ! Ils sont d'une richesse infinie. Le vocabulaire utilisé dans un discours, dans un article de journal ou dans un livre, produit dans notre cerveau des émotions, des sentiments, des images d'une variété infinie au même titre qu'une symphonie ou un concerto de Mozart. Wilhelm von Humboldt, le précurseur de la linguistique moderne, ne déclare-t-il pas que *« le langage génère à partir d'un outil défini une infinité d'expressions de sensations »* ? Il en est du langage comme du solfège ! Seulement huit notes (et leurs altérations) permettent de composer un opéra, une marche militaire, une simple comptine pour enfants ou un air de bastringue, tout comme les vingt-six lettres de l'alphabet nous ont donné la Bible, Jean de La Fontaine, Karl Marx, *Mein Kampf* et bien d'autres !

Pas étonnant alors que les journalistes ou les exégètes discutent à n'en plus finir des mots, des nuances trouvées dans le discours des candidats à la présidentielle ou dans celui du Pape, pour nous expliquer ce que l'on a voulu nous dire. Bien évidemment, il n'est pas question pour ces experts de se préoccuper des gestes ou des mimiques des orateurs ! Seuls les mots comptent !

Pour Gregory Bateson, anthropologue, psychologue et épistémologue américain, l'un des fondateurs de l'école de Palo Alto en Californie, surtout connu pour ses travaux sur la communication paradoxale, la vérité ne fait aucun doute ! Il y a bien des fonctions et des missions totalement différentes entre la communication verbale et la communication non verbale. Le non-verbal sert à véhiculer, dans la relation à l'autre, des notions de haine, d'amour, de respect, de dépendance, alors que le verbal couvre un champ beaucoup plus vaste. Bateson insiste sur cette différence, en soulignant que le non-verbal est souvent de nature involontaire, contrairement au verbal qui est parfaitement organisé et dirigé. Il reconnaît que le non-verbal, par son côté non contrôlé, est probablement un type de communication plus honnête que le verbal qui peut, avec les mots, dire tout et son contraire !

Le verbal et le non-verbal ne font qu'un

Dans les années 1985 à 1992, le professeur de psychologie David McNeill, à partir des travaux d'Adam Kendon, a cherché à comprendre le synchronisme entre les mots, le ton de la voix et les gestes. Il s'est frontalement opposé à cette théorie des deux langages et a montré au contraire que le verbal et le non-verbal ne faisaient qu'un seul et même langage. Pour ce faire, il a étudié une grande quantité d'orateurs dans diverses disciplines et a constaté le synchronisme qu'il pouvait y avoir entre les mots qu'ils prononçaient, les idées qu'ils avançaient et les gestes qu'ils faisaient : la voix, les mots et les gestes constituaient une seule et même communication. Il démontra qu'en interrompant volontairement un orateur dans son discours, ce dernier était dans l'incapacité de refaire les mêmes gestes qu'il avait utilisés à l'instant précédent.

Par ses travaux, McNeill s'attacha à montrer que le langage des gestes et le langage verbal ne sont en aucun cas séparés, ni dans la façon dont ils sont produits dans notre cerveau, ni dans leurs significations !

C'est là une thèse qui n'est pas sans remettre en question nombre de théories jusqu'à présent implicitement acceptées par tous.

Une séparation nette : l'expérience de Mehrabian

Tout le monde connaît cette théorie qui veut que, dans un discours ou une présentation, l'impact du contenu verbal ne compte que pour 7 %, le ton de la voix pour 35 %, le reste étant transmis par les gestes et les mimiques du visage. En d'autres termes, le non-verbal l'emporte, et de loin, dans la communication entre des personnes, ou entre une (des) personne(s) et un groupe.

Observons comment Albert Mehrabian est arrivé à cette conclusion.

C'est à l'université de Californie, à Los Angeles, dans les années 1960-1967, que Mehrabian, aidé de Norbert Wiener[1], lance sa première recherche. Pour cela, il décide d'opérer de la façon suivante :

Première étape : il choisit trois mots exprimant une relation de douceur comme « mon amour », « merci » et « chère », puis trois mots exprimant la neutralité comme « peut-être », « réellement », et « oh », et enfin trois mots signifiant la colère comme « ne pas faire », « brute » et « terrible ».

Il fait lire ces mots à deux femmes qui doivent tour à tour et pour chaque mot avoir un ton enjoué, neutre ou au contraire négatif. Un jury note à chaque fois le degré de gentillesse, de neutralité ou d'agressivité sur une échelle de 0 à 10.

Seconde étape : Mehrabian choisit un mot neutre, « peut-être » ; ce mot est lu par les deux femmes de façon enjouée, neutre et agressive. Les juges ont à leur disposition le son et une photo de chaque jeune femme, dans chaque cas. En analysant les notes données par le jury, Mehrabian remarque qu'à chaque fois que les femmes prononcent un mot signifiant la colère d'un ton enjoué, le jury note le mot comme moins signifiant de la vraie colère. De la même façon, il remarque que lorsque les deux femmes prononcent un des termes exprimant la neutralité d'un ton agressif, c'est le ton de l'agressivité qui est pris en compte plus que le contenu du terme pour donner une note. Il en déduit donc que le ton de la voix est plus important que le mot.

---

1. Norbert Wiener est un grand savant, scientifique et philosophe, un des piliers fondateurs de ce qui anime notre société : l'information et la communication. Il a ouvert la voie vers une analyse des problèmes en terme d'information, ce qui évite l'écueil de l'idéologie habituellement attribuée aux sciences humaines.

En prenant maintenant les photos des deux jeunes femmes pour analyser l'expression qu'elles avaient lorsqu'elles prononçaient les différents mots précédemment décrits, on constata que c'était leurs mimiques et l'expression de leurs gestes qui donnaient le véritable sens aux mots et à l'intonation de la voix. Il était alors facile de montrer, au travers des notes du jury, que les mimiques du visage comptent plus que la voix et que le sens du mot.

Pour intéressante qu'elle soit, cette expérience de Mehrabian laisse quelque part un goût amer. En effet, dans la réalité quotidienne, on ne parle pas seulement par des mots. On fait des phrases. Il y a des verbes et des adverbes qui griffent le cerveau, et surtout un rythme, un débit de mots et des silences qui font toute la différence. Dans ces conditions, peut-on vraiment admettre l'hypothèse qui voudrait que, finalement, le verbal compte peu, alors que le ton de la voix et la gestuelle seraient les vrais éléments signifiants de la communication ?

Cette fragilité de la démonstration a bien évidemment attiré le regard de bon nombre de chercheurs qui n'ont eu de cesse de démontrer la faiblesse du raisonnement, agacés qu'ils étaient par l'écho que les journalistes et les consultants en communication donnaient à cette loi du 7 % pour le texte, 38 % pour le ton de la voix, et le reste pour la gestuelle.

Ainsi, en 1968, Michael Argyle, Veronica Salter, Hillary Nicholson, Marilyn Williams et Philip Burgess[1] se sont attachés à refaire l'expérience de Mehrabian en n'utilisant pas seulement

---

1. Argyle M., Salter V., Nicholson H., William M. et Burgess P., "The communication of inferior and superior attitudes by verbals and non-verbals signals", *British Journal of Social and Clinical Psychology*, 1970.

des mots isolés, mais des phrases complètes pour exprimer le bonheur, la neutralité et l'agressivité.

Alors que l'on voulait démontrer que la communication verbale était plus importante que ce que voulaient bien laisser entendre les dires de Mehrabian, on arriva cependant à la même conclusion. Le non-verbal se mesurait de façon très signifiante, plus importante que le verbal.

Par exemple, dans une échelle de notation de 1 à 9 (1 très hostile, 9 peu hostile), on remarqua que le message hostile, prononcé sur un ton amical, arrivait à enregistrer des notes allant de 6 à 7, dépassant largement la note de la moyenne (4,5). À l'inverse, le message d'amitié délivré par une personne peu sympathique avec un ton de voix agressif donnait des notes voisines de 4 à 5 !

En conclusion, Argyle arriva au constat suivant :

* La communication non verbale est douze fois et demie plus puissante que la communication verbale.

* La communication verbale et la communication non verbale ne transmettent pas les mêmes intensités, les mêmes dimensions et le même regard sur les choses.

D'où provient le non-verbal ?

Pourquoi faisons-nous des gestes, des mimiques du visage ? Pourquoi élevons-nous le ton de notre voix ? Pourquoi faisons-nous des moues avec notre bouche ? Pourquoi ne nous contentons-nous pas de notre discours qui, comme nous allons le voir dans un prochain chapitre, est souvent riche mais aussi complexe ?

On ne peut pas aborder cette question sans rappeler les expériences faites sur les singes, et plus particulièrement sur les chimpanzés. Marler P., Teneza R. et Jane van Lawick-Goodal[1] ont démontré que les chimpanzés étaient capables de communiquer par des gestes, des mimiques, voire des appels de voix ! Ainsi, ils peuvent communiquer la proximité d'un ennemi ou leur mécontentement vis-à-vis d'un mâle ou d'une femelle.

On cite souvent le chimpanzé Washoe : éduquée et entraînée pendant quatre ans par Gardner, cette femelle était capable de s'exprimer *via* des signes bien codifiés. Pour ce faire, Gardner lui apprit les gestes des muets ; à six ans, Washoe connaissait 160 signes. Elle pouvait ainsi demander plus de fruits, comprendre qu'il fallait venir, s'en aller… En somme, Washoe parlait dans un langage codé, celui des muets, qu'elle avait appris de l'homme.

La linguistique

Cette expérience fut largement contestée par le linguiste américain Noam Chomsky (1957), qui estimait qu'il ne s'agissait pas de langage à proprement parler, pour la bonne raison qu'il avait une théorie révolutionnaire de la communication et du langage. En effet, alors que le psychiatre Jürgen Ruesch[2] et le psychologue, anthropologue et épistémologue Gregory Bateson construisaient leurs expérimentations sur la gestuelle, Chomsky jeta le trouble dans les esprits en avançant que le langage humain a des caractéristiques qui en font un langage unique et différent de tous les autres : selon lui, les humains utilisent un langage

---

1. Lawick-Goodall Jane van, *In the Shadow of Man*, Collins, 1971.
2. Ruesch Jürgen, *Communication et société*, Seuil, 1988.

évolué, qui met en quelque sorte en doute la relation verbale et non verbale. Chomsky affirme ainsi que la plupart des propositions que nous employons sont des phrases que nous n'avons jamais exprimées dans la forme où nous les prononçons, de même que la plupart des expressions que nous entendons et comprenons sans difficulté sont des formulations que nous n'avons jamais entendues. Il souligne par là la créativité du langage.

Selon lui, cette créativité ne s'explique pas par la connaissance d'un répertoire de mots enregistrés dans le cerveau (ce qui est la thèse des béhavioristes comme Burrhus Skinner), mais par la connaissance et la possession de règles linguistiques utilisées pour construire et comprendre des phrases. Autrement dit, chaque langue a sa grammaire, et c'est elle qui nous permet de nous exprimer et de comprendre. Pour Chomsky, la thèse de la règle linguistique est la seule à pouvoir expliquer le fait que lorsque nous parlons, nous ressentons certaines phrases bien reliées entre elles, alors que dans d'autres cas, nous ne sentons pas cette cohérence. Il est patent que l'on voit assez mal ici la relation parole-geste.

Prenons l'exemple de Geoffrey Beattie, professeur de psychologie à l'université de Manchester :

1. « Les psychologues qui travaillent sur le sujet, travaillent sur un nouveau livre. »

2. « Les psychologues qui travaillent sur le sujet ont-ils commencé un nouveau livre ? »

3. « Un nouveau livre a été commencé par des psychologues qui travaillent sur le sujet. »

4. « Est-ce qu'un nouveau livre a été commencé par les psychologues qui travaillent sur le sujet ? »

Toutes ces phrases, bien que différentes, sont parfaitement reliées. En revanche, les deux phrases suivantes, identiques en terme de forme, ont des contenus très différents :

5. « Mon fils est difficile à laver. »

6. « Mon fils se lave difficilement. »

Dans la phrase 5, le fils est lavé par le parent, alors que dans la 6, c'est lui-même qui se lave. Noam Chomsky donne encore cet exemple : « On aime plaire à William » et « William aime plaire ». Dans ces deux phrases similaires en apparence, la différence vient du fait que, dans le premier cas, les choses se font vers William, tandis que dans le second, William est l'initiateur.

Pour expliquer cette réalité et ces différences, Chomsky propose la règle suivante : chaque phrase peut être interprétée à deux niveaux : à un premier niveau de structure de surface, et à un second niveau de structure profonde.

Dans les phrases 1 à 4, les structures de surface sont différentes (place des verbes, des compléments d'objet), mais en profondeur, le sens est le même. Dans les phrases 5 et 6, la structure de surface est exactement la même, mais la structure de profondeur est totalement différente. Les deux phrases n'ont pas le même sens.

Par exemple, pendant la guerre d'Algérie, un caporal amena sur un piton trois prisonniers et demanda à son lieutenant ce qu'il fallait en faire. Ce dernier répondit : « Descendez-les. » Dans son esprit, il fallait les ramener en bas du piton, tandis que pour les soldats, c'était l'ordre de les tuer.

Pour Chomsky, les phrases sont ambiguës parce qu'elles entraînent plusieurs interprétations au niveau de la structure profonde, même si elles ont la même structure de surface. La structure profonde est en fait sous-jacente à une structure grammaticale ou de syntaxe (ici, « descendre » a deux sens : tuer ou aller vers le bas).

Chomsky affirme que nous déplaçons notre pensée de phrases reliées entre elles pour en créer une autre ! Nous pouvons passer de la phrase 1 (« Les psychologues qui travaillent sur le sujet travaillent sur un nouveau livre ») à la phrase 2 (« Les psychologues qui travaillent sur le sujet ont-ils commencé un nouveau livre ? »). Ici, ces deux phrases sont grammaticalement sous-jacentes. Il s'agit de phrases dites de « structure dépendante ».

Les travaux de Chomsky ont transformé la psychologie et donné un cadre nouveau pour l'étude des activités cognitives de l'homme. On comprend ainsi l'importance d'analyser dans un discours le contenu et d'apporter une attention toute particulière aux structures dépendantes.

Finalement, une série de questions se posent : lorsque nous entendons un discours, notre cerveau est-il d'abord accaparé par le contenu, pour la simple raison que nous voulons être certains que nous comprenons bien, ou du moins que nous ne faisons pas d'erreur de sens dans ce que nous entendons (ce faisant, les gestes de l'orateur ne viendraient qu'après pour compléter ou confirmer la compréhension de la phrase) ? Ou, au contraire, notre cerveau allant plus vite à repérer les gestes qu'à entendre le discours, ces derniers ne s'imprimeraient-ils pas d'abord dans nos cellules cérébrales, donnant ainsi une orientation préalable au discours ? Ou encore, les gestes, ne pouvant donner des interprétations complexes comme l'exprime Chomsky, ne sont-ils finalement que des résidus de notre passage primitif, voire animal, dans le passé ?

L'univers comportemental

Aujourd'hui, nous ne savons pas pourquoi nous faisons des gestes. Ce que nous savons, en revanche, c'est que le non-verbal fait partie du monde du comportement, c'est-à-dire du behaviorisme.

La relation stimuli/réponses

Le monde du comportement est de nature très différente de celui des attitudes. Dans ce monde, on ne parle plus, comme chez le psychologue Abraham Maslow, du moteur de l'action lié au besoin de réalisation de soi, au besoin de reconnaissance, d'amour, de sécurité, au besoin physiologique, au besoin de réaliser son potentiel, etc. On parle tout simplement de « réactions », c'est-à-dire de la relation stimuli/réponses.

Ivan Pavlov et Vladimir Bekhterev, passionnés par le conditionnement des animaux, mais aussi Edward Tolman, Clark Hull et Burrhus Skinner, fondateurs de la psychologie réactive, purent formuler leurs propres théories de l'apprentissage et du comportement en se fondant sur les expériences en laboratoire et non sur l'introspection freudienne.

Plus près de nous, dans les années 90, Leda Cosmides et John Tooby, deux noms célèbres parmi les fondateurs de la théorie révolutionnaire de la psychologie évolutionniste, présentent la thèse selon laquelle notre cerveau n'est pas une cire molle, une *tabula rasa* que la culture façonnerait, mais bien plutôt une véritable boîte à outils constituée de circuits neuronaux programmés par des millions d'années d'évolution.

On peut aussi parler – comment ne pas les citer – de Pierre Bourdieu, Konrad Lorenz, et plus généralement tous les ethnologues, éthologues, anthropologues et sociologues qui ont permis de formuler les bases de la science cognitive.

Pour tous ces auteurs, nos gestes, nos mimiques et le ton de notre voix dépendent de notre réaction à une situation. Ce point est essentiel pour comprendre le non-verbal.

Par exemple, si l'on déduit d'une femme qui écarte les jambes qu'elle éprouve un désir sexuel pour celui qui lui fait face, cela est possible comme cela peut ne pas l'être. Pour comprendre ce geste, il faut analyser la situation et définir en quoi les jambes écartées sont effectivement un signe qui s'intègre dans une réaction comportementale.

En d'autres termes, il n'y a pas d'expression non verbale si le sujet n'est pas confronté à une situation, et il n'y a pas d'explication possible d'un geste ou d'une mimique si l'on ne connaît pas la situation. Ce point de vue exclut définitivement toutes les interprétations fantaisistes qui veulent faire croire que le grattage de nez et des oreilles et la main sur les cuisses ont un sens.

Beaucoup de personnes qui se penchent sur le non-verbal font des interprétations psychologiques. En ce sens, il y aurait pour eux un besoin codifié d'exprimer leur moi, leurs préoccupations à travers des gestes codifiés. Mais ces affirmations ne résistent pas à l'expérimentation. Il y a différentes manières de fumer une cigarette. La cigarette est un objet qui peut (ou non) être utilisé par le sujet pour exprimer une émotion à un moment donné, dans une circonstance particulière. La jeune fille qui fume en faisant de grands gestes avec sa main droite et en posant l'autre sur ses hanches est peut-être dans une situation où elle veut épater ses copines. Elle est peut-être aussi furieuse que son petit copain soit en retard. Elle peut être en pleine réflexion sur ce qu'elle va faire le lendemain.

Pour comprendre les gestes, il faut connaître les tenants et les aboutissants puis observer. Observons, comme on le ferait avec n'importe quel mammifère, une cliente parmi tant d'autres au rayon hygiène beauté d'un magasin. Elle regarde les vêtements de marque, les promotions, etc. Elle est dans sa bulle silencieuse. Elle réfléchit. Elle ne parle pas, son visage est sans grande expression. De temps en temps, en lisant ce qu'il y a sur les produits, elle fait une moue de la bouche ou porte sa main à sa bouche. Peut-être observe-t-elle les emballages ? Peut-être fait-elle de savants calculs comparatifs entre les promesses de chaque produit et les prix affichés ? Tout cela, on peut le supposer, mais on ne saura jamais vraiment ce qu'elle pense, même si on lui pose la question, ce qui est toujours tentant mais qui n'a pas une grande utilité ! Les seules choses que l'on peut constater, c'est ce qu'elle fait, ce qu'elle touche, prend, repose, si elle va acheter et ce qu'elle va acheter.

Continuons l'observation ! À l'évidence, vu le temps qu'elle passe au linéaire, elle cherche quelque chose qu'elle ne trouve pas ou a des difficultés à choisir. Une démonstratrice ou une vendeuse s'approche, demande poliment si elle peut apporter son aide par des mots on ne peut plus neutres du type « vous cherchez quelque chose, je peux vous aider ? ». D'un seul coup, sans crier gare, la cliente répond rageusement et de façon agressive « non ! ». Sa tête est tournée vers la vendeuse, ses yeux sont exorbités, elle fait des gestes brusques avec ses mains. Elle repose le produit sans aucune délicatesse, puis elle arrête sa rêverie et quitte le rayon subitement en grommelant. La cliente ne s'est probablement pas rendue compte de ce qu'elle faisait, de ce qu'elle disait, pas plus que du ton de sa voix quand elle a, de façon si agressive, répondu à la personne qui tentait de lui venir en aide. En fait, elle a tout simplement réagi à la situation créée par la vendeuse. Sans s'en rendre compte, cette dernière a franchi le périmètre naturel de défense propre à tous les individus. Elle s'est avancée trop près, avec des gestes qui se voulaient avenants mais qui ont été mal perçus, donc mal vécus. La consommatrice s'est peut-être sentie agressée, mise en danger par ces gestes, cette proximité, par le ton de la voix trop mielleux de la vendeuse. En un instant, elle a pu s'imaginer mille choses comme « on va me forcer à acheter ce que je ne veux pas ! », « la vendeuse ne va pas me lâcher, je ne vais pas savoir résister, elle va insister, elle touche sans doute une commission sur ses ventes, son conseil est par définition orienté et donc pas crédible, etc. ».

Peu importe comment la cliente décrira la scène ou ce qu'elle a vécu. Peu importe les raisons qu'elle donnera pour justifier son comportement ! Ce qui compte, c'est ce qu'elle a fait. Elle a été agressive, elle a eu un non-verbal et est partie sans acheter.

Le non-verbal, les gestes, le ton de la voix, les mimiques du visage sont donc bien ici l'expression d'une réaction à une situation.

La situation

Il n'est pas simple de définir une situation. On sait que c'est la perception des choses qui fait la situation. Certains vont trouver que le fait de passer au journal télévisé est un exploit, alors que d'autres vont estimer que ça n'est pas vraiment important. Chacun a sa perception, et, de fait, face à une même situation, chacun aura un non-verbal qui lui sera propre. Lorsque le président de la République ou un homme politique est interviewé, on ne comprend sa gestuelle que si l'on connaît la situation, la perception qu'il en a !

Verbal, non-verbal, comportements et fondements du discours

Les principes

Chacun de nous doit aussi, pour vivre, communiquer, échanger avec l'autre et exprimer des choses très simples de type « passe-moi le sel », ou expliquer des idées très complexes comme des points de vue philosophiques sur la Vie éternelle, l'Enfer, le Paradis, la Guerre, la Relativité, la Liberté, l'Amour… Que serait le monde si nous ne pouvions convaincre notre banquier, notre épouse, nos concitoyens que notre idée est la meilleure et que notre plan va réussir ?

Pour transmettre du matin au soir toutes ces idées, nous ne disposons que de quatre moyens, à savoir les mots, le ton de la voix, les gestes des mains et du corps et les mimiques du visage, même si l'on estime que le verbal et le non-verbal sont indisso-ciables lorsque les personnes parlent entre elles ou quand un speaker parle à un groupe. Il n'en reste pas moins vrai que le discours transmet des informations d'un certain type, et le non-verbal, des informations d'un autre type. En d'autres termes, il nous faut faire un peu de linguistique pour comprendre le verbal et analyser la gestuelle, afin de définir de quelle façon le non-verbal vient ou non soutenir le discours, et réciproquement.

Lorsqu'une personne s'exprime d'une tribune ou simplement si elle est assise là, sur le fauteuil devant nous, que l'on sait dans quelle situation elle se trouve et que l'on connaît ou devine ses sentiments, il est intéressant de se demander ce que nous comprenons et recevons du verbal et du non-verbal, ce qui passe vraiment au travers des gestes, des mimiques et du ton de la voix, comment nous enregistrons les informations reçues, pour en faire une synthèse qui va nous amener à prendre une décision.

L'expérimentation

Seule l'expérimentation peut permettre de répondre à cette question. Pour cela, il faut activer une démonstration simple : on fait écouter un texte par un échantillon de personnes neutres dans une situation donnée. On analyse, à l'aide d'un questionnaire, ce qui a été compris et retenu. Puis on refait l'expérience sur un même échantillon en mettant en exergue le non-verbal du sujet qui présente le texte. On repasse un questionnaire pour voir si le non-verbal a permis (ou non) de faire progresser la compréhension de ce qui a été dit. Sur différents échantillons, on fait varier la gestuelle, le ton de la voix, les mimiques afin de constater si les différences dans le non-verbal affectent ou non la compréhension du texte.

Cependant, avant de présenter les résultats de ces expérimentations, il nous faut revenir au texte, à son contenu, à sa forme, mais surtout à la situation du narrateur. Il faut partir du principe (David McNeill) que le narrateur peut se placer dans deux situations différentes, à savoir la situation « directe » et la situation « indirecte ».

La situation « directe » : le narrateur parle de lui-même. Il est le sujet central. Ses gestes vont donc traduire ses émotions, ses sentiments ou ce qu'il voudrait que l'on pense de lui.

Le non-verbal a ici deux missions précises : d'abord, faire admettre le narrateur en tant qu'individu et personnalité (leader, victime, juge, arbitre, personne non concernée par un événement) ; ensuite, faire en sorte que son discours soit compris et accepté. Il va de soi que ses gestes et mimiques comme le ton de sa voix seront aussi conditionnés par la perception qu'il a de sa relation à ses interlocuteurs. Par exemple, s'il veut prendre le statut de leader alors que ses interlocuteurs ne l'envisagent pas ainsi, il devra trouver une solution dans son non-verbal pour éviter les ruptures ou au contraire les provoquer et s'imposer. Il devra probablement craindre ses gestes d'instinct et s'appuyer sur des gestes de relation. Inversement, si son public le considère dans le rôle qu'il désire, il aura tôt fait d'utiliser d'autres gestes sans doute moins agressifs. Ses mimiques et ses gestes traduiront son plaisir à être reconnu par ses pairs.

La situation « indirecte » : le narrateur parle d'un sujet qui lui est extérieur. Il peut décrire un voyage, une aventure, une personne. Ses gestes vont d'abord viser à favoriser la compréhension du discours. De ce fait, il va utiliser beaucoup de gestes iconiques. Il peut aussi traduire par le non-verbal ses sentiments vis-à-vis de la scène qu'il raconte. Dans ce cas, on revient à la position préalable, c'est-à-dire à la situation « directe ».

On ne peut donc pas décoder le non-verbal d'un individu si on ne tient pas compte au préalable de la situation dans laquelle il se trouve.

La gestuelle « officielle » des candidats à la présidentielle

Pendant la campagne électorale de 2007, le candidat Nicolas Sarkozy savait très bien que la plupart des électeurs ne l'appréciaient pas, pour ne pas dire ne l'aimaient pas, voire le détestaient. Il n'y avait pas à proprement parler de raisons logiques à cela. On assista alors à une débauche d'interviews, de face-à-face où le candidat parlait de lui (situation directe) *via* les questions des journalistes[1]. On pouvait alors percevoir, dans ses gestes et son regard, la magnitude de l'injustice dont il était, à son sens, l'objet, et la douleur que lui procurait cette situation. Les mains ouvertes allaient de la poitrine vers l'extérieur, les yeux étaient tristes, les sourcils en forme de chapeau chinois, ce qui traduisait son incompréhension par rapport à cet état de fait. Ces gestes différaient de façon notoire de ceux qu'il utilisait lors des discours où il parlait de la France et où il décrivait le mauvais état du pays : là, il utilisait des gestes heurtés, iconiques voire métaphoriques, pour illustrer le « déclin » du pays.

Ségolène Royal, dans des conditions similaires d'interview, n'avait pas du tout la même gestuelle. Elle se sentait aimée et n'avait nul besoin d'avoir recours aux gestes de relation. En revanche, elle voulait affirmer son autorité à chaque instant. Dans le débat qui l'opposait à Sarkozy, lors du second tour, elle se voulait inflexible, dure, voire méchante, regardant férocement son opposant et se faisant prier pour lui serrer la main. Elle ne voulait en aucun cas donner l'image d'une femme sans conviction, sans volonté. Ses gestes étaient conditionnés par son retard de voix du premier tour et par le fait qu'on la disait incapable de diriger la France.

---

1. Ce fut, par exemple, le cas dans l'émission d'Estelle Denis sur M6, « 5 ans avec », du 25 février 2007.

Il est évident que dans l'ensemble, la gestuelle et les mimiques vont du général au particulier. On regarde globalement les mouvements et les grimaces, ce qui nous conduit à avoir une vision générale des signaux, puis, au fur et à mesure, on cherche le détail qui peut nous mettre sur la voie. Dans le verbal, c'est un sens tout à fait différent : on va du particulier, c'est-à-dire le mot, vers la compréhension d'une phrase dans sa globalité.

Verbal et non-verbal : deux modes d'expression différents et complémentaires

La dimension multidimensionnelle du geste

La partie de pêche

Observons une personne qui raconte une partie de pêche :

> *Parole* : « J'étais là, tranquille, ma ligne dans l'eau… »
> *Gestes* : avant-bras à l'horizontal, paumes face au sol ou face à face. Doigts ouverts, ton de la voix doux dans les basses, yeux mi-clos.
> *Parole* : « … et soudain, une touche incroyable. »
> *Gestes* : mains cramponnées l'une sur l'autre comme sur une canne tirant fortement d'avant en arrière, bras en mouvement, rythme de la parole s'accélérant, ton de voix élevé, son venant de la gorge, yeux grands ouverts et ronds, tête en arrière, corps passant de l'avant vers l'arrière par un jeu du tronc.

Ici, le langage exprime la situation de façon linéaire et segmentée. Tout d'abord, il nous décrit la scène, « j'étais là, tranquille », puis l'action, « une touche incroyable ». On n'en sait pas plus ! On comprend qu'il y a une histoire de pêche, mais l'action n'est pas précisée. La gestuelle, elle, nous fait comprendre la surprise, la violence de la touche liée à la lutte du pêcheur pour prendre, à l'évidence, un gros poisson très rare. Ici, le non-verbal nous donne des informations à tous les niveaux : sur le poisson, sur l'émotion du pêcheur, sur l'effort développé par ce dernier.

Alors que le verbal est unidimensionnel et donne un aspect linéaire de la situation, le non-verbal est multidimensionnel ; il nous fait comprendre la soudaineté du passage de l'état de tranquillité à celui de la surprise. Il nous donne un aperçu de l'intensité de la lutte que va entreprendre le pêcheur. Il décrit la volonté du pêcheur de triompher et nous met en appétit pour entendre la suite.

Il y a une complémentarité entre les mots, les gestes et le ton de la voix. En d'autres termes, on comprend parfaitement la scène et l'émoi du pêcheur. Néanmoins, on peut se poser la question de savoir si, en montrant seulement les gestes du pêcheur et en éliminant la voix, on aurait pu comprendre de quoi il s'agissait. La réponse est probablement oui ! Pour autant, il eut fallu faire un effort pour comprendre à 100 % ce qui était exprimé. Il est patent que bien des erreurs d'interprétation auraient pu être commises ! Les mots, la voix et les gestes sont donc bien complémentaires.

Le grand-père et l'automobile

Observons une autre scène, celle d'un grand-père racontant à ses petits-enfants comment il démarrait sa voiture au tout début de l'automobile :

Parole : « À cette époque… »

Gestes : face qui accroche un sourire, main droite qui se lève vers le plafond, paume à la verticale.

Parole : « ... il fallait démarrer les voitures à la manivelle. »

Gestes : les deux mains faisant de grands cercles comme si elles tenaient une manivelle, mouvements lents puis de plus en plus rapides des mains et des avant-bras. Visage crispé, dents serrées puis mains sur le front comme pour égoutter la sueur.

On comprend à travers les gestes du grand-père qu'il fallait avoir de la force dans les bras pour faire démarrer ces sacrées voitures, et qu'au fur et à mesure que l'on tournait, il fallait aller de plus en plus vite, ce qui ne manquait pas de mettre les personnes en sueur.

Notons que dans le non-verbal, les mains et les bras du pêcheur, comme ceux du grand-père, ne sont plus des membres au sens strict du terme, mais bien des symboles. On imagine aisément au travers des gestes la canne à pêche puis la manivelle. De la même façon, tandis que les phrases nécessitent des verbes, des sujets et des adverbes pour être compréhensibles, les gestes, eux, se suffisent à eux-mêmes. Chaque geste a un sens. Il est unique et dépeint l'action, l'émotion, sans recourir à l'association ou à l'appui de quelque autre geste.

Comme le notent Susan Goldin-Meadow et David McNeill[1], dans le verbal, les mots ont pour mission unique de faire comprendre le sens de la phrase, alors que les gestes, les mimiques du visage et le ton de la voix introduisent une dimension sans limite de contenu, dans le temps comme dans l'espace.

---

1. Goldin-Meadow Susan and McNeill David, "The role of gesture and mimetic representation in making language the province of speech", in *The Descent of Mind*, Oxford University Press, 1999.

Le récit de plusieurs grands-pères

Observons maintenant plusieurs grands-pères racontant la même histoire sur le démarrage des voitures à l'époque où ils étaient jeunes et où il fallait se servir d'une manivelle. Chaque grand-père va avoir ses propres gestes : le premier va tourner la manivelle avec les deux mains, faire de grands cercles en se tenant debout, légèrement penché vers l'avant comme s'il se mettait au niveau de la voiture. Le suivant, quant à lui, ne va pas se lever, il va rester assis et n'utilisera qu'une main, la droite, posant l'autre sur son genou. Le troisième, accroupi, fera comme s'il ne devait donner qu'un tour de manivelle pour démarrer ; il mettra une main sur une supposée calandre, comme en appui, l'autre main, vers le bas, remontera violemment comme si un simple quart de tour de manivelle suffisait à faire démarrer le moteur.

Les mimiques des visages ne seront finalement pas très différentes. Chacun exprimera avec des rictus particuliers la difficulté puis la vaillance qu'il fallait à cette époque pour démarrer les voitures.

Bien que très différents, ces gestes ont la même signification. Dans les trois cas, la manivelle est bien présente dans les gestes des mains, et l'effort est patent eu égard aux mimiques. Pour autant, chaque geste définit une personnalité, un vécu, un tempérament différent au même titre qu'une relation particulière à l'auditoire ! Alors que les trois grands-pères utilisent la même phrase et les mêmes mots, le sens du message est totalement différent.

C'est là une constante de la théorie de la gestuelle ! Pour décrire une situation sous toutes les latitudes, pour toutes les ethnies, nous utilisons tous des gestes de nature comparable (on tourne une manivelle) ! Pour autant, chaque geste diffère (on se lève, on reste assis, on met une main ou deux) dans son expression en fonction de chacun, de ce que l'on est et de ce que l'on ressent, de ce que l'on veut communiquer et selon notre relation à l'auditoire. Il s'agit de gestes dits « iconiques » : ils sont au service du récit.

La dimension relationnelle du geste

La question qui se pose ici est de savoir si les différents gestes prennent leurs racines dans la différence de nature des individus ou dans la différence de la composition de l'auditoire. On peut imaginer, en effet, que face à un public d'enfants de quatre à six ans, le grand-père soit obligé d'exagérer ses gestes et ses mimiques pour soutenir l'attention des spectateurs (en utilisant par exemple les deux mains et en faisant de grands cercles) et se faire comprendre (les enfants ne connaissent pas la manivelle, ils n'en ont jamais vu). En revanche, devant des adolescents de quatorze à seize ans, un geste d'une seule main serait largement suffisant pour se faire comprendre (ici, les spectateurs ont probablement une idée de ce qu'étaient les voitures à cette époque lointaine). Cette question capitale sera abordée dans un chapitre ultérieur.

Les gestes (mimiques du visage, des mains, des bras, du corps) expriment d'abord la personnalité, c'est-à-dire la façon dont le sujet aborde une situation ou une épreuve. On sait par expérience que démarrer une voiture à la manivelle à l'époque comportait des risques évidents. Plus d'un grand-père se souvient du fameux retour de manivelle tant redouté par ceux qui en avaient fait la cuisante expérience. Ce faisant, en racontant une histoire avec des gestes et des mimiques spécifiques, chaque grand-père traduit son ressenti à l'endroit de l'épreuve du démarrage.

Toutefois, ces gestes ne sont pas volontaires ! Il s'agit de gestes dits « d'instinct », qui ont lieu lorsque la mémoire musculaire parle plus vite que la volonté de s'exprimer.

Mais les gestes expriment aussi, dans le même temps, la relation à l'autre. Cela se fait par des gestes dits de « relation », qui seront décrits dans le chapitre suivant. Le grand-père a une mémoire de ce qui a pu lui arriver, mais il a aussi un auditoire à intéresser. Toute la difficulté dans l'analyse des gestes est de distinguer ce qui appartient aux gestes d'instinct et ce qui est de l'ordre des gestes de relation.

En conclusion sur les travaux de David McNeill, on peut avancer que le verbal ne tient pas compte des différentes situations et qu'il transmet une information linéaire unidirectionnelle, alors que le non-verbal est, au contraire, une source d'informations multidirectionnelles. En revanche, il n'y pas de gestuelle standardisée. Chaque individu, partant d'un tronc commun de gestes et de mimiques, organise son propre message en fonction de ce qu'il est, de ce qu'il a été, de ce qu'il ressent et de son auditoire.

Notons que si d'aventure, dans un discours, une personne n'emploie pas les bons mots ou les bons termes, fait une faute de temps ou d'accord, l'auditoire va le remarquer immédiatement et en tirer des conclusions sur la santé de l'orateur, l'état de son stress ou son niveau de culture. En revanche, quels que soient les gestes utilisés, il n'y aura jamais d'incongruité apparente. Les gestes sont toujours justes !

L'intrication de la langue et du langage corporel

Nous sommes tous convaincus que les Italiens parlent plus avec leurs mains que les Français ou les Allemands. Nous sommes certains que les Marseillais sont beaucoup plus loquaces que les habitants du Nord. Ces points de vue sont peut-être un peu hâtifs et manichéens.

On doit à Ray Birdwhistell (*The Language of the Body, Kinesics Essais on Body Motion*), un anthropologue de l'université de Toronto, ainsi qu'aux anthropologues Margaret Mead et Edward Sapir d'avoir, dès 1950, jeté les bases d'une « anthropologie de la gestualité ». Ce sont les études de Margaret Mead et de Gregory Bateson qui ont montré la voie : dans *Balinese Character*, ces deux chercheurs montrent, à l'appui de plus de 700 photos de gestes, l'importance du corps et de la gestualité dans l'inculcation des modèles dans la culture balinaise : c'est par ses expériences corporelles que l'enfant balinais devient un membre de son groupe.

Ray Birdwhistell, de son côté, étudie la gestualité des Indiens kutenai qui ont la particularité d'être bilingues. Il s'aperçoit que la gestualité des Indiens change lorsqu'ils passent du kutenai à l'anglais. Il interprète ce changement comme une imitation non volontaire de l'homme blanc.

Il poursuit ses recherches et réalise une expérience avec l'homme politique Fiorello La Guardia. Ce dernier parle couramment le yiddish, l'anglo-américain et, bien sûr, l'italien. Il filme La Guardia et le fait parler ces trois langues dans des séquences différentes. Il projette ensuite ces films à des personnes connaissant ces trois cultures et prend la précaution de couper le son. Toutes peuvent ainsi déterminer quelle langue La Guardia utilise à chaque moment, car les gestes de ce dernier varient selon la langue qu'il utilise. Il en conclut que l'homme change de langage corporel quand il change de langue, c'est-à-dire d'expression.

Mais l'expérience la plus amusante est celle réalisée par Margaret Mead. Vers la fin de la Seconde Guerre mondiale, une rumeur court parmi les GI's stationnés en Angleterre : les jeunes Anglaises seraient des filles faciles. Parallèlement, on dit aussi parmi les jeunes Anglaises que les soldats américains sont des voyous. Reconstituée par Margaret Mead et Ray Birdwhistell, l'explication est la suivante : l'approche amoureuse s'établit en respectant un certain nombre d'étapes. Chaque étape franchie est un feu vert pour l'objectif suivant. Mais ces étapes sont soumises à des variations culturelles. Ainsi, en Angleterre, il faut passer par une longue série de phases avant d'arriver au baiser sur la bouche, le baiser n'étant pas très loin de l'étape ultime de l'accouplement. Aux États-Unis, en revanche, le baiser a lieu au début de la rencontre. Aussi, lorsque le GI, respectant le protocole américain, embrasse la jeune Anglaise sur la bouche, celle-ci ne peut que s'enfuir ou suivre la manœuvre menant au coït.

Les études sur l'accouplement des épinoches menées à la même époque par les éthologues montrent des situations similaires. Il faut voir dans ces recherches, comme le fait remarquer Yves Winkin dans *La nouvelle communication*[1], l'esquisse de cette analyse du comportement social dont le sociologue Erving Goffman deviendra le représentant le plus connu.

---

1. Yves Winkin et Gregory Bateson, *La nouvelle communication*, Seuil, 1984.

Pour autant, la chose n'est pas aussi simple que cela. Si l'on en croit Aboudan Barakat et Geoffrey Beattie[1], l'expérimentation montre qu'un étudiant arabe parlant l'anglais utilise les mêmes gestes que les natifs, à la différence près de sa propre personnalité et de la situation qu'il traverse. En d'autres termes, une langue distille une gestuelle commune à tous les individus.

Si l'on pousse l'expérience encore plus loin et si l'on fait narrer le même film à trois individus d'origines différentes, on va observer une similarité dans les signaux, les mimiques et les gestes utilisés.

Cela pose le problème déjà évoqué précédemment : la gestuelle ou le non-verbal dépend certes de l'individu, de sa culture, de sa langue, de ce qu'il a à dire, mais aussi et surtout de son environnement. L'Italien utilise des gestes en Italie pour se faire bien comprendre des personnes qui adhérent à un certain style de vie. Même chose pour les Espagnols, les Suédois, etc. Cela étant, sortis de leur contexte social, tous les individus utilisent, pour exprimer des choses identiques, un non-verbal globalement similaire.

---

1. Aboudan Barakat and Beattie Geoffrey, "Cross-cultural similarities in gestures: the deep relationship between gestures and speech, which transcend language barriers", *Semiotica*, 111 : 269-94, 1996.

Faire confiance aux gestes ou aux mots ?

Le décalage entre le verbal et le non-verbal

Pour finir sur ce chapitre qui présente la complémentarité et les différences entre le verbal et le non-verbal, il convient de s'intéresser aux modes de communication que nous avons avec les autres. Lorsque nous sommes en conversation avec un interlocuteur ou un groupe, nous regardons ses gestes et ses mimiques en même temps que nous écoutons ce que l'on nous dit. Nos oreilles écoutent et nos yeux regardent. De façon encore plus explicite, nous pouvons dire que nous recevons le verbal par les oreilles et le non-verbal par les yeux. Cette évidence n'est pas sans intérêt.

La question qui se pose ici est de savoir comment notre cerveau reçoit et interprète ces deux messages différents lui parvenant par des canaux bien distincts, à savoir l'œil et l'oreille ? Lorsque vous regardez un film sous-titré, même dans votre langue, vous lisez plus vite les sous-titres que vous n'entendez ou comprenez ce qui est dit. Comme le précise le psychologue Michael Argyle[1], le non-verbal est douze fois plus puissant que le verbal. En d'autres termes, nous voyons plus vite que nous entendons. Si nous revenons aux exemples du pêcheur et du grand-père, les interlocuteurs de ces deux personnes – l'ami pour le pêcheur et les petits-enfants pour le grand-père – ont perçu en quelques millièmes de seconde les gestes avant d'avoir saisi de quoi il retournait.

Dans notre cerveau, l'auditif et le visuel ne se situent pas au même endroit et procèdent par principes très différents.

---

1. Argyle M., *The psychology of Interpersonal Behaviour*, Penguin, 1972.

Une question d'interprétation

Revenons maintenant aux gestes iconiques, à savoir ceux qui accompagnent le discours en simulant les images mentales du narrateur. Lorsqu'un interlocuteur nous parle, nous voyons ses gestes et nous les interprétons immédiatement, même si nous ne sommes pas des experts. Dans le millième de seconde, nous entendons le son, c'est-à-dire les mots et le ton de la voix. Sans que nous y prêtions attention, notre cerveau va comparer les deux messages et faire une analyse de cohérence. Que l'interlocuteur, pour nous montrer son amitié, exagère avec ses gestes et que le ton de sa voix ne soit pas à la hauteur, nous nous demanderons tout de suite si c'est du lard ou du cochon ! En effet, les gestes, perçus en premier, qui ne sont pas exactement ceux qui devraient accompagner le discours, nous mettent immédiatement en alerte, attirent notre attention et suscitent le doute.

En matière de communication, la théorie des médias chauds et des médias froids de Marshall Mac Luhan[1] est l'un des piliers de la philosophie moderne du marketing ! Sa thèse maîtresse se fonde sur l'idée que le média est le message.

C'est ainsi qu'il montre comment, pendant les élections présidentielles américaines de 1960, le débat télévisé du 26 septembre fut funeste à Richard Nixon. À la veille du débat, Nixon devance encore John Fitzgerald Kennedy ; il a tout pour gagner. Il a une grande expérience politique (il a été sénateur en 1950, mais surtout le vice-président pendant huit ans de Dwight David Eisenhower). Kennedy est un héros de la guerre. Il est sénateur depuis 1950 mais est catholique, inconvénient majeur, et l'on redoute que cela le fasse perdre.

---

1. Mac Luhan M., *Pour comprendre les médias*, Bib Québécois, 2005.

Voilà donc deux hommes, en face-à-face, sous les yeux de 70 millions d'Américains. D'un côté, un Nixon pâle, mal rasé, qui sort de quinze jours d'hôpital après s'être blessé au genou ; amaigri de plus de dix kilos, il porte une chemise trop grande et refuse tout maquillage. De l'autre, un Kennedy bronzé, les jambes croisées, les yeux fixés sur l'adversaire, habillé en costume sombre qui dénote avec le gris de celui de Nixon. Lorsque Kennedy parle, il regarde la caméra et ne s'intéresse pas à son adversaire.

Marshall Mac Luhan écoute le débat à la radio pendant qu'il se rend à l'université. Il trouve Nixon excellent ! En rentrant chez lui, il fait part de ses commentaires à son épouse qui a vu le débat à la télévision. Elle est d'un avis diamétralement opposé : pour elle, Kennedy est largement vainqueur. C'est sans discussion.

Mac Luhan va donc se poser la question de savoir si le media radio et le media télévision ont joué un rôle prépondérant dans ce débat. Il fait alors l'hypothèse que le média est le message. Il avance que la radio est un média chaud et la télévision un média froid. Selon lui, devant une télévision, nous nous comportons en spectateurs, c'est-à-dire en arbitres de ce qui se passe. Nous sommes par nature critique. Ce faisant, lorsque nous écoutons la radio, nous sommes dépendants des bruits, des intonations. Tout se passe comme si nous étions prisonniers des sons qui s'adressent directement à notre cerveau.

À la lumière de la vérité sur les gestes, nous pouvons avoir une autre interprétation de la théorie de Mac Luhan : à la radio, le rôle du non-verbal est minime. Seul le ton de la voix peut nous faire interpréter les choses différemment de ce que véhicule le message. Il suffirait d'avoir une belle voix pour que le message passe.

Devant une télévision, les choses sont différentes. Le téléspectateur voit les gestes, entend les paroles, le ton de la voix, et fait une synthèse entre ces trois sources d'information. La perception des gestes étant plus rapide que celle du son, le téléspectateur, en bon arbitre, cherche la faille, l'indice, l'erreur, la non-cohérence entre le discours et la gestuelle.

La scène colère de Ségolène

Lors du débat entre Ségolène Royal et Nicolas Sarkozy, la question s'est posée de savoir si la « saine colère » de la candidate exprimée après un propos de son contradicteur était effective ou simulée. Elle seule le sait ! Néanmoins, cette phase de la confrontation lui a été fatale. Les téléspectateurs en sa faveur ou du côté de Sarkozy se sont tous posé la question de savoir si elle était véritablement en colère, si elle était fâchée ou si elle avait attendu ce moment pour s'attaquer à son rival. Tout le monde a cherché à interpréter la cohérence entre les mots, le ton aigu de sa voix, ses gestes et ses mimiques. Comme il n'y avait pas de réponse à la question, le doute s'est installé et le charme de la candidate s'est évanoui.

Il est dit que toute chose n'est pas bonne à dire, mais il faut ajouter, ce qui est encore plus applicable, que tout geste n'est pas bon à faire s'il ne s'accorde pas avec le dire.

Chapitre 2

La typologie des gestes

Les gestes iconiques

Les gestes incohérents

Un jour, ma secrétaire entra dans mon bureau d'une façon qui attira mon attention et me surprit. D'habitude, elle arrive toujours l'air souriant, comme le ferait une infirmière à l'endroit d'un grand malade ou d'un convalescent : la tête légèrement penchée sur le côté droit, les avant-bras soudés au corps, les mains bien en vue avec un éternel bloc-note et un crayon bien taillé dans sa main droite. Très discrète, avec des gestes mesurés, elle sait me faire comprendre qu'il faut rapidement répondre à telle invitation, rappeler de toute urgence un journaliste, etc. Si ses mains s'agitent de haut en bas, les poings fermés, je sais qu'il y a urgence et qu'elle me supplie de prendre la chose au sérieux. Si, au contraire, elle est assise le buste jeté vers l'arrière, qu'elle s'adosse sur le dossier du fauteuil qui me fait face et qu'elle croise les jambes, je sais qu'il n'y a pas d'urgence et que je vais me faire prier pour accepter la tâche qu'elle me propose. Je pense que c'est une experte en gestuelle, du moins en ce qui concerne les miens. Impossible de feindre quelque chose, elle devine très bien quel va être mon comportement. Ce n'est pas un cas isolé, toutes les secrétaires savent décoder leur patron. Elle termine toujours ses interventions par un grand sourire comme pour me dire que tout va aller au mieux si je m'exécute rapidement.

Mais cette fois-là, elle entra en coup de vent, parlant à une vitesse incroyable et faisant des gestes désordonnés à tout le moins inhabituels chez elle. Je crus comprendre que l'on venait de lui voler son sac dans le bus, dans le métro ou bien à l'entrée de l'immeuble. Je n'arrivais pas à me faire une idée de ce qu'on lui avait volé et où cela s'était passé. Son émoi était tel qu'elle ne pouvait mettre de l'ordre dans son récit. Elle décrivait des scènes, des moments, des gens, ses émotions, en jetant tout sur la table comme si elle vidait sa poubelle. Ses paroles étaient incohérentes au même titre que ses gestes. Elle qui d'ordinaire était si mesurée, si discrète, faisait maintenant de grands cercles avec ses bras, et ses mains étaient comme désarticulées par rapport à ses poignets. De temps en temps, elle se serrait les mains très fort comme dans une supplique. Je tentais de la calmer mais rien n'y faisait, et je ne voyais pas comment cela allait se terminer. Heureusement, un appel téléphonique salvateur la ramena dans son bureau.

Après environ une heure, elle réapparut comme à l'accoutumée pour régler le planning du lendemain. Elle était calme avec toujours son sourire d'infirmière accroché au visage comme si rien ne s'était passé. Je lui demandai si elle allait mieux et si elle se souvenait des gestes qu'elle avait faits. Elle m'expliqua qu'elle avait bien en mémoire son énervement, mais elle était incapable de refaire les gestes qu'elle avait utilisés. Je lui mimai alors ses gestes, mais elle me dit que je devais exagérer, que cela n'était pas possible, qu'elle savait en toute occasion se contenir.

Cet exemple est riche d'informations sur la cohérence qu'il y a entre le discours et les gestes. Choquée par ce qui lui était arrivé, son cerveau en ébullition ne pouvait contrôler ses mots, la place des verbes, des pronoms, des compléments d'objet direct, des qualificatifs. Il y avait une véritable tempête sous son crâne. Tout arrivait en vrac. Les gestes et les mots se succédaient dans une sorte de désynchronisation synchrone. En d'autres termes, il n'y avait pas un mot, pas un geste qui puissent donner un sens à ce qu'elle voulait communiquer. Les gestes désordonnés semblaient suivre les mots, les semblants de phrases gisaient en grand désordre.

Lorsque ce type de scène se produit, on se pose souvent la question de savoir si ce sont les gestes incohérents qui entraînent le discours ou l'inverse. Il n'existe pas aujourd'hui d'expérience probante à ce propos. On peut juste supposer que ce sont les mots qui entraînent les gestes, mais rien ne le prouve. Quoi qu'il en soit, il est certain qu'à paroles désordonnées correspondent toujours des gestes qui vont dans tous les sens et qui dépassent la personnalité du sujet. Aussi, un sujet naturellement calme peut utiliser des gestes fous à l'appui d'un discours déstructuré lorsqu'il est en état dit « second » de colère, de forte émotion, et réciproquement !

Howard Maclay et Charles Osgood[1] se sont penchés sur ce problème. D'après leurs recherches, pour formuler une idée, nous puisons entre 120 et 250 mots par minute dans le réservoir

---

1. Howard Maclay et Charles Osgood, "Hesitation phenomena in spontaneous English speech", *Word*, 15: 19-44, 1959.

de signes qui se situe dans notre cerveau. À ces chiffres, il faut ajouter des signaux tels que les silences ou les pauses entre les mots. On peut donc facilement doubler ces chiffres. En d'autres termes, pour construire une phrase simple du type « comment allez-vous, avez-vous fait un bon voyage et avez-vous retrouvé vos clefs ? », notre cerveau va faire des allers et retours incessants pour puiser dans son stock de signes et trouver le verbe ou le qualificatif qui convient.

William Levet va plus loin et estime que nous pouvons utiliser jusqu'à 75 000 signaux pour formuler une idée. Pour certains, nous ne disposons que de 30 000 signes dans notre dictionnaire cérébral ; pour d'autres, on peut aller jusqu'à 60 000. Les points de vue sur le stock de mots et de signes que nous possédons sont donc très différents !

Quoi qu'il en soit, dans le cadre de nos simples conversations quotidiennes, on imagine l'effort que doit faire notre cerveau pour trouver les mots justes, les mettre à la bonne place, faire les bons accords de temps, choisir parmi les différentes alternatives possibles et faire en sorte de ne pas se tromper. Une recherche récente a montré que sur un corpus de 200 000 mots prononcés dans un discours, il n'y avait de fait que 86 erreurs.

Qu'en est-il alors des gestes et des mimiques des personnes n'ayant plus toute leur tête momentanément pour une raison ou une autre (individu en colère ou soumis à une forte pression, personne en état d'ébriété, etc.) ? On sait, par simple observation, que ces individus ont du mal à trouver leurs mots. Ils bafouillent, ne trouvent pas dans leur stock de mots ceux qu'ils cherchent. Ils sont incohérents. Leurs gestes le sont aussi.

Dans ce cas, ce sont surtout les gestes iconiques qui ne suivent pas le discours. Un geste est dit « iconique » lorsqu'il révèle l'image mentale de la personne qui parle et sa relation à l'histoire racontée ou au discours formulé. Le pêcheur et le grand-père, dont nous avons décrit la gestuelle dans le chapitre précédent, utilisent des gestes iconiques comme la manivelle ou la canne saisie à deux mains pour asseoir leur récit. Ces gestes nous font voir les images qui sont dans le cerveau des narrateurs (ici, la manivelle ou la canne à pêche).

Lorsqu'un sujet n'a plus sa raison, ses gestes iconiques ne suivent pas le discours, car il n'a pas de véritable image mentale au moment où il s'exprime.

Les gestes hystériques

Si jamais il vous est arrivé d'aller voir un concert des Beatles, des Rolling Stones ou encore de Michel Polnareff, vous avez pu constater que lorsque l'artiste se produit, tous les spectateurs se lèvent en même temps, les bras vers les cieux, les mains frétillantes vers le haut ou faisant des mouvements d'allers et retours, de gauche à droite, comme si les bras étaient poussés par le vent, à la façon des branches de palmiers ou de roseaux. Les gestes sont si bien synchronisés que l'on pourrait croire que tout ceci s'est fait après une solide préparation. Bien évidemment, il n'en est rien. Ces gestes sont naturels. Ce phénomène s'explique simplement par le fait que le chanteur et son orchestre envoient au cerveau, par le canal des oreilles et des yeux, des stimuli qui obligent les spectateurs à réagir. Envoûtés par le chant et les décibels, recevant les mêmes stimuli au même instant, ils se comportent tous de façon identique.

Plus intéressant encore : lorsque le chanteur annonce qu'il va chanter son grand succès, celui que l'on connaît depuis toujours, c'est l'hystérie : les spectateurs crient, hurlent, pleurent, se passent les mains dans les cheveux, s'arrachent presque les vêtements comme si quelque chose leur était tombé dessus. Ces gestes sont en fait ceux d'une hystérie collective. Le cerveau ne contrôle plus rien et seuls les gestes sont à même de permettre aux spectateurs d'exprimer leurs émotions. Sans la possibilité de faire ces gestes, beaucoup s'évanouiraient.

Ces gestes ne sont pas très différents de ceux que nous pouvons voir dans les actualités de l'époque du IIIe Reich, nous montrant les Allemands dans le stade de Nuremberg écoutant leur idole, Adolphe Hitler. Les films ne sont pas truqués, la foule est vraiment hystérique. Plus que le fait de voir leur Führer, c'est le décor et surtout les centaines de haut-parleurs qui forment un train de stimuli conduisant les cerveaux à exprimer l'émotion par des gestes qu'un individu en situation normale ne ferait jamais.

Ces exemples sur les gestes hystériques semblent mettre en doute l'idée selon laquelle la parole serait le moteur des gestes, comme semblent l'affirmer tous ceux qui se sont penchés sur ce phénomène.

Imaginez, comme le propose Geoffrey Beattie, professeur de psychologie à l'université de Manchester, que vous êtes avec vos amis et que vous parlez, par exemple, de bricolage. Vous expliquez les différentes étapes des travaux que vous allez effectuer, et, d'un seul coup, un mot vous manque. Vous ne vous rappelez plus du nom de l'outil que vous devez utiliser. Vous avez, comme on dit, le mot « sur le bout de la langue », mais il ne vient pas. Votre cerveau cherche dans votre stock de mots et de signes, mais rien n'y fait. Vous allez donc probablement vous soumettre à une série de gestes pour expliquer ce que vous voulez dire. Votre cerveau voit très bien l'outil et sa fonction, et les gestes vont avoir la mission de décrire votre image mentale. Ce seront, par définition, des gestes iconiques !

48

Cet exemple montre que l'absence de mots conduit à un geste. Cela illustre donc bien, selon Geoffrey Beattie, Brian Butterworth et Uri Hadar[1], que certains gestes iconiques se produisent au moment où le cerveau cherche ses mots dans le stock de signes.

Les gestes métaphoriques

Les gestes métaphoriques ressemblent à s'y méprendre aux gestes iconiques, à la différence qu'ils servent à décrire des choses ou des sujets abstraits, et non de faire comprendre l'existence d'un objet ou d'un sujet réel. Il ne s'agit pas de gestes qui font comprendre les objets du discours et l'image mentale du narrateur (la canne à pêche, la manivelle), mais bien d'objets invisibles.

Nous utilisons souvent les gestes métaphoriques pour décrire des phénomènes ou des forces qui ne peuvent se représenter par des objets ou qui nous dépassent. Par exemple, lorsque nous voulons exprimer qu'il n'y a rien à faire face à un événement, nous disons :

Phrase : « C'est comme ça ! »
Gestes : mains ouvertes vers le ciel, bras à demi tendus se soulevant. Mimiques du visage : lèvres pincées, tirées vers le bas, yeux grands ouverts en forme de billes, haussement des épaules.

---

1. Butterworth B. and Hadar U., "Gesture, speech and computational stages: A reply to McNeill", *Psychological Review*, 96: 168-74, 1989.

Ici, nous n'avons rien à montrer pour expliquer ce qui se passe sinon que la providence, le hasard et peut-être Dieu, sont les seuls à pouvoir faire quelque chose.

Nous disons encore, face à une grève ou à une décision de la direction qui nous semble absurde :

Phrase : « Ils ont décidé ! »

Gestes : mains ouvertes, paumes vers le ciel, épaules qui remontent, yeux grands ouverts, sourcils en chapeau de gendarme, lèvres fermées, rictus sur les joues.

En faisant ces gestes, nous exprimons notre désaccord, notre impossibilité de faire quelque chose et le fait qu'il y a, en quelque sorte, une puissance non descriptible qui agit contre nous.

Dans un récit, pour décrire la quantité, la force, l'abondance ou la disette, nous utilisons des gestes métaphoriques que tout le monde connaît :

Phrase : « Au Pérou, en 1531, les Espagnols ont trouvé des quantités d'or et ils sont devenus enragés. »

Gestes : « Au Pérou » : bras droit et main droite dirigés vers le haut, yeux mi-clos, sourcils froncés (geste métaphorique qui exprime le lointain). « Des quantités d'or » : mains largement écartées, paumes se faisant face (gestes iconiques précisant la quantité d'or). « Devenus enragés » : mouvements de la tête qui se secoue de droite à gauche, yeux mi-clos mais qui s'ouvrent par un mouvement des poignets et qui se ferment immédiatement (non-verbal métaphorique pour définir la folie des conquistadors qui firent passer la population de douze millions à un million après des massacres sans nom).

Les gestes métaphoriques sont souvent utilisés au téléphone, lorsque nous conversons dans la rue ou dans notre bureau, avec nos amis ou notre compagne. Généralement, nous marchons et nous nous arrêtons quand les choses deviennent difficiles à comprendre ou à expliquer. Nous nous penchons alors légèrement en avant et commençons avec notre main libre à faire de grands moulinets. La voix s'élève et les mains entament une danse sans fin au-dessus de la tête. Si l'autre ne comprend pas ce que nous disons ou n'accepte pas notre plan, nous saccadons nos gestes, notre buste se penche vers l'avant et nous mettons la main sur notre tête en hochant celle-ci, ce qui traduit, pour un observateur, la folie ou la bêtise de notre interlocuteur.

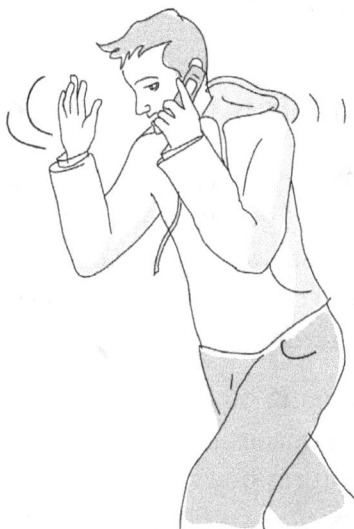

Dans tous ces gestes qui sont de natures très différentes, seuls les derniers (gestes saccadés, buste penché, mains sur la tête) sont d'ordre métaphorique. Ils expriment une chose non définissable : la bêtise de l'autre, du moins de notre point de vue.

Les gestes métaphoriques de Jacques Chirac

Jacques Chirac utilisait souvent des gestes métaphoriques pour parler du pays et de sa politique :

Phrase : « La France (silence) mes chers concitoyens… »

Gestes : pouces et index des deux mains en contact formant deux ronds. Les autres doigts sont écartés ! Les mains se déplacent rapidement et fermement à l'horizontal. Le mouvement part du centre du corps pour aller vers les extrémités, comme si le sujet voulait faire penser à une ligne droite nette et parfaite.

Par ce geste métaphorique, le Président voulait nous faire comprendre que tout allait bien et que, surtout, il avait les affaires en main.

Les gestes secondaires ou accidentels

Nos gestes, nos mimiques, voire le ton de notre voix, sont en fait de deux natures : il y a les gestes sociaux, volontairement tournés vers les autres, et les gestes accidentels ou non sociaux, que nous faisons quand nous sommes seuls ou lorsqu'on pense que personne ne nous regarde.

Lorsqu'on se rase le matin ou qu'on se maquille devant la glace, on fait souvent des grimaces parce qu'on se trouve pas mal ou au contraire fatigués après une soirée trop arrosée. Parfois, vous n'êtes pas seul dans votre salle de bains : votre mari, votre compagne, votre fiancée, votre épouse, vos enfants sont là et vous regardent. Les gestes accidentels, comme se passer la langue sur les dents, se rapprocher de la glace pour voir un petit bouton sur la peau ou regarder ses premiers cheveux blancs, sont enregistrés par ces observateurs familiers que l'on ne voit pas mais qui nous voient, eux, essayant de comprendre ce que cachent ces gestes ! Si nous savions ou supposions comment ces gestes sont interprétés, nous regretterions peut-être de nous être laissés aller sans réserve devant cette glace au petit matin.

Le petit-déjeuner de Nicolas Sarkozy

Pendant la campagne des élections présidentielles de 2007, le candidat Sarkozy visitait les halles de Rungis à l'aube, c'est-à-dire vers quatre ou cinq heures du matin. Là, on lui servit un petit-déjeuner qu'il aborda avec grand appétit. Cette collation était, entre autres, composée d'un œuf à la coque. La télévision retransmit ce petit-déjeuner qui fut pour moi un régal comporte-mental : Sarkozy était assis, une mouillette de pain à la main ; il était courbé sur cet œuf comme s'il le protégeait d'un éventuel voleur. Son regard perçant et ses yeux grands ouverts traduisaient un moment crucial pour lui. Ses gestes signalaient qu'il ne voulait en rien qu'on le dérange ou qu'on lui demande de partager.

Ces gestes accidentels montrent, semble-t-il, le caractère profond de l'homme, à savoir quelqu'un qui ne lâche pas facilement sa proie, qui peut être féroce dès que l'on touche à son bien. Ceci contraste avec ses gestes de relation plutôt cordiaux (frappe amicale dans le dos, embrassades) dont il est coutumier.

Ces gestes, nous les retrouvons lorsque nous prenons le petit-déjeuner, lorsque nous allumons une cigarette, etc. Ils sont toujours observés par quelqu'un qui se fera une idée sur nous, c'est pourquoi ces gestes secondaires ou accidentels sont plus redoutables que nous ne l'imaginons !

Savoir-vivre et goinfrerie ne font pas bon ménage...

Je me souviens avoir observé l'une de mes relations d'affaires, un homme très agréable, d'abord facile, très ouvert et fort courtois, au cours d'un buffet dînatoire. Lors de la remise de la Légion d'honneur d'une de nos connaissances, je le vis s'approcher du buffet, faisant littéralement le vide autour de lui et empoignant des petits sandwichs par deux ou trois, les portant à sa bouche et les dévorant goulûment, s'essuyant la bouche presque du revers de la main. Ma surprise fut encore plus grande lorsque je le vis boire son champagne presque d'un trait pour avoir rapidement une autre coupe. La différence qu'il pouvait y avoir entre sa courtoisie, ses propos toujours très intelligents et cette façon de manger me stupéfia.

Quelque temps après, dans le cadre d'une opération de fusion où j'étais conseil de ses futurs partenaires, son comportement instinctif de Gargantua me revint à l'esprit. Je savais qu'il voudrait tout avoir, tout prendre malgré des manières et des mots qui ne laissaient pas supposer sa férocité. Je fis donc part à mon client du comportement de son futur associé. Il fallait absolument mettre des barrières à sa cupidité. Cet homme ne comprit jamais pourquoi il avait rencontré tant de résistance. Son passage au buffet fut sa seule erreur. Il ne le sut jamais !

Lorsqu'un étudiant à la bibliothèque se tient la tête entre les mains alors qu'il lit un texte compliqué, il ne se rend pas compte qu'il envoie un signal qui peut être interprété par ses amis comme « il en bave, c'est difficile pour lui » ou « il est fatigué ». Le même signal, mais cette fois-ci dans un bureau, où vous travaillez sur la dernière note de service de votre chef, peut être interprété par des collègues mal intentionnés par « il est contre cette note, il la trouve mal écrite, etc. ». Ce simple geste aura vite fait de démolir votre image et bien évidemment d'être rapporté à celui qui a écrit la note.

Combien de fois, lorsqu'on nous sert le fameux plat de belle-maman, avons-nous fait, sans nous en rendre compte, une moue du visage et de la bouche qui en dit long sur l'effort qu'il nous a fallu pour ingurgiter cette épouvantable chose ? Vous n'aurez pas regardé votre femme, vos enfants, pas plus que votre belle-mère. Vous aurez évité que vos regards se croisent. Mais tout le monde saura, après avoir vu votre tête l'espace d'un instant, que finalement ce plat vous écœure ! Vous aurez beau dire après « ah ! belle-maman, vous êtes un vrai cordon bleu » en levant vos mains au ciel, toute votre famille vous prendra pour un fieffé menteur !

Attention aussi à votre façon de marcher dans la rue ou dans les couloirs qui mènent à votre bureau ! Votre démarche est depuis longtemps enregistrée par votre famille, vos amis, votre secré-taire. Si, pour une raison ou une autre, vos pas sont différents, plus lents ou plus rapides, on va tout de suite en déduire que vous êtes fatigué, soucieux, en colère, pas dans votre assiette ou, au contraire, que vous avez gagné au loto ! Votre entourage va « broder » sur ce changement de pas et, par réaction, se comporter d'une façon qui ne vous conviendra peut-être pas !

Il faut porter une attention très particulière à ces gestes acciden-tels. Ce sont eux qui vous trahissent le plus. Ce sont eux aussi qui, mal interprétés ou décodés par les autres, créent des situa-tions stupides qui peuvent, dans un futur proche ou lointain, vous desservir. Sachez simplement que dans tout individu qui vous regarde, il y a toujours un Big Brother qui vous espionne, pour le meilleur ou pour le pire…

Bien sûr, ces gestes accidentels peuvent être utilisés pour dérouter Big Brother. Marchez en traînant les pieds vers votre bureau, la tête baissée : on pensera que vous avez de gros ennuis et on vous fichera la paix pendant au moins une bonne matinée. Au contraire, arrivez en marquant le sol des talons comme le font les militaires, et vos subalternes se mettront tout de suite en quatre pour répondre à vos ordres.

Les femmes et les gestes secondaires

Les femmes sont expertes dans l'utilisation fallacieuse des gestes secondaires ou accidentels. Vous pensez qu'elles ne vous voient pas, mais en réalité, elles ne vous quittent pas des yeux ! Elles mettent leurs mains dans les cheveux, les doigts bien ouverts, les coudes rapprochés, la tête basse et se regardent dans la glace ? Vous pensez qu'elles ont mal à la tête, qu'elles sont tristes, qu'elles souffrent ou qu'elles n'en peuvent plus de votre sale caractère, et aussitôt vous fondez, vous devenez tout sucre, vous accourez et vous décidez de faire tout ce qui leur fera plaisir. Bingo ! Vous avez perdu ! Elles ont gagné !

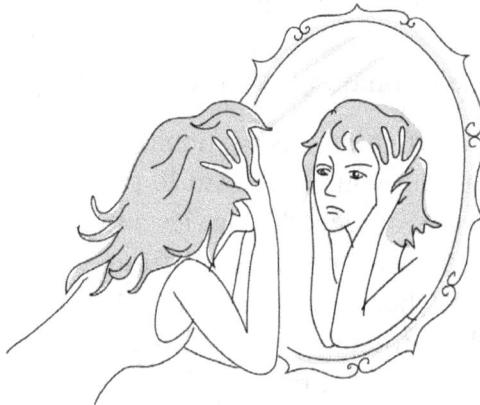

Les gestes universels

Les gestes expressifs

Ces gestes, encore appelés « *expressive gesture* » par Desmond Morris[1], sont des gestes que nous partageons avec tous les êtres humains. Ce sont surtout les expressions faciales qui sont prises en compte dans cette rubrique. La quantité extraordinaire de muscles qui habitent notre face est telle que nous pouvons, pour ainsi dire, tout faire avec notre bouche, nos joues, nos yeux, notre front, notre menton, nos sourcils.

Partout dans le monde, les mamans sourient de la même façon à leur bébé. Dans tous les pays dits « civilisés » ou dans le tiers monde, les pères font les gros yeux à leur enfant qui vient de faire une bêtise. Si vous avez mal au ventre, vous plissez vos lèvres, vous vous tenez en position fœtale, que ce soit à Londres, à Paris ou en Irak ! Si quelque chose vous semble difficile à faire et que vous pensez que cela ne va probablement pas marcher, vous serrez vos lèvres, vos joues remontent, entraînent votre bouche, vous plissez les yeux, quels que soient votre âge, votre race ou la chose qui doit se passer.

Souvent, on assimile ces gestes aux gestes accidentels. Cependant, ils sont bien spécifiques, d'une part parce qu'ils sont les mêmes pour tous les hommes, et d'autre part, parce qu'ils permettent d'envoyer volontairement des messages aux autres, ce qui en fait des gestes sociaux et non plus des gestes accidentels.

Pour comprendre les mimiques du visage, il faut regarder la bouche, les yeux et les sourcils. C'est la cohérence entre la forme

---

1. Desmond Morris, *The Naked Ape*, Corgi, 1969.

de la bouche, le regard et la position des sourcils qui va nous permettre de saisir la véracité d'une expression ou au contraire la simulation. Par exemple, le visage allongé (menton), une bouche fermée et les commissures des lèvres vers le bas signifient que l'on désapprouve une situation ou un individu ; la forme des yeux et des sourcils exprime en plus la sévérité.

Bien évidemment, le ton de la voix reste un indicateur majeur qu'il faut absolument prendre en compte pour comprendre les mimiques du visage.

Le rictus de Nicolas Sarkozy

Vous avez sans doute observé que chaque fois qu'un journaliste pose une question embarrassante ou dérangeante à Nicolas Sarkozy, celui-ci commence par sourire (lèvres fendues vers le haut, yeux souriant mais finalement sans joie), puis répond généralement en expliquant au journaliste que sa question est sinon idiote, dans tous les cas incongrue. Si les yeux restent neutres ou rieurs avec une bouche pincée, c'est le signe d'une joie contenue ou d'une probable moquerie.

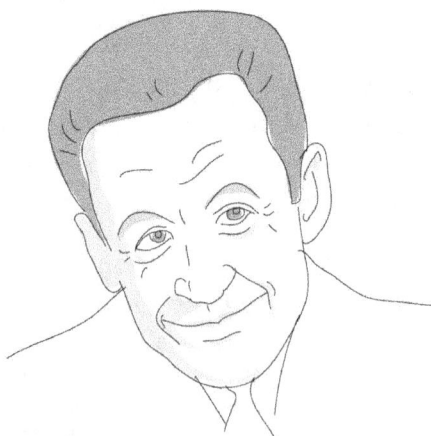

Les emblèmes

L'espéranto se veut être une langue universelle. Dans une brochure publiée en 1887, la langue apparaît pour la première fois sous le nom de *lingvo internacia* (« langue internationale »). Son auteur, Ludwik Lejzer Zamenhof, avait le projet de faciliter la communication entre personnes de langues différentes dans le monde entier. Dans cette première publication, Zamenhof avait utilisé le pseudonyme de Doktoro Esperanto (« Docteur espérant », « Docteur qui espère »), d'où le nom sous lequel la langue s'est popularisée par la suite.

Aujourd'hui, il semble que cette langue n'ait pas connu le succès escompté. Nonobstant, s'il n'y a pas de langue universelle, il y a bien des gestes qui le sont.

Le pouce levé

Dans tous les pays du monde, pour les sportifs de toutes disciplines comme pour les pilotes de formule 1 qui gagnent une course, pour tous les candidats aux examens qui sont certains d'avoir bien composé, pour ceux qui viennent de passer la visite médicale et à qui le docteur déclare qu'il n'y a rien de suspect, le pouce de la main droite levé vers le haut et le poing fermé sont synonymes de « c'est bon, c'est ok, ça marche, on a gagné, c'est super ! ». Il y a aussi dans ce pouce levé un autre sens : celui de l'encouragement, une sorte de « bravo » gestuel. Ce simple geste veut dire « c'est bien, continue, ça va marcher ». Ce geste et tous ceux qui suivent sont appelés « emblèmes ».

Mais d'où vient ce geste ? Peut-être de la Rome antique et des jeux du cirque. Qui a commencé le premier à faire ce geste ? Comment avons-nous appris ce geste ? Peu importe ! Ce geste vaut dans toutes les langues ! Il est plus fort et plus convaincant qu'un long discours. Il s'accompagne généralement de mimiques du visage reconnaissables entre toutes : les lèvres sont soit pincées, soit goulûment mises en avant, la lèvre inférieure venant couvrir la supérieure ; le menton est bien en avant ; les yeux sont mi-clos, et parfois un sourire vient esquisser une lueur de bonheur.

Le doigt et le bras « d'honneur »

Mais ce n'est pas le seul geste précodé ! Comment ne pas parler de cet autre geste (le majeur de la main droite sortant d'une main fermée) qui nous ulcère, nous révolte et qui dit bien ce que l'autre pense de nous lorsqu'il nous double avec sa voiture, nous fait une queue de poisson avec sa moto ou nous ferme la porte au nez ? Ce geste veut simplement dire « je t'ai eu, tu l'as où je pense, connard ». Selon la gestuelle, on peut ainsi décoder le niveau d'agressivité. Un doigt très tendu, très vertical, avec une main qui se secoue rapidement et un bras levé au-dessus des épaules traduit une agressivité totale, un état conflictuel proche de l'affrontement. L'autre veut nous terrasser ! Cela veut dire « je t'ai eu, meurs ! ». Une main plus basse, un doigt moins tendu et une main moins vibrante est un signal plus « amical », moins belliqueux, quoique toujours insupportable. Cela veut dire « alors coco, tu as vu ! ».

Nous verrons ultérieurement la différence entre les gestes des femmes et celui des hommes, mais il est difficile de ne pas parler du majeur levé chez ces dames qui vous gratifient de ce geste ; il est le propre des femmes de trente-cinq à quarante ans, cadres supérieurs, qui veulent l'égalité entre les femmes et les hommes ! Le geste est toujours hostile. Le doigt est très tendu, le dos de la main vous fait face, la tête est bien droite et le regard est en coin, insolent, venimeux.

Ce geste se retrouve dans tous les pays du monde, chez les deux sexes, chez les riches comme chez les pauvres, chez les jeunes comme chez les vieux, et a partout la même signification ! Pour le bras d'honneur, la main droite ou gauche se place au bas du bras, au niveau du coude opposé, de façon forte pour ne pas dire violente, un avant-bras se soulevant à la verticale avec un poing levé et très fermé. C'est surtout un signe de refus qui signifie « tu peux compter dessus, il n'en n'est pas question », ou encore « va te faire voir chez les Grecs ». Généralement, ce geste s'accompagne d'un sourire à la Louis de Funès. Les zygomatiques sont contractés et la bouche est volontairement tirée à l'horizontale.

Quoi qu'il en soit, la bouche et les yeux jouent un rôle essentiel pour communiquer ses sentiments. On connaît plusieurs variantes à ce geste, la plus connue étant celle où la main droite ou gauche, après s'être placée comme vu précédemment, envoie l'avant-bras à la verticale, mais avec une main ouverte. Là, le message est clair : il veut dire « compte pas sur moi ». La tête peut dodeliner ou aller d'avant en arrière.

Halte

On peut aussi citer le geste de la main, les doigts vers le ciel, paumes face à l'interlocuteur du genre « touche pas à mon pote ». C'est le geste du gendarme qui dit « halte » et de tous ceux qui veulent arrêter la marche de quelqu'un ou d'un groupe. En fonction de la rapidité d'exécution de ce geste, de sa soudaineté et de la position de la main, on comprendra si l'ordre qui est donné est indiscutable ou si l'on peut encore avancer un peu. Selon la raideur et l'écartement des doigts, on comprendra le sérieux de la situation. Si les doigts sont serrés et la main très tendue et bien plate, paumes en avant, il faut s'arrêter. Celui qui fait ce signe prévient du danger ou de l'impossibilité d'aller plus loin. C'est le geste du douanier qui vous arrête à la frontière ou du militaire qui vous interdit de passer par le chemin que vous avez l'habitude d'emprunter ! Si les doigts sont écartés, la paume des mains plutôt vers le sol, c'est qu'il y a eu un accident : le gendarme vous demande de patienter avant que l'on dégage la route.

L'index frétillant

Comme tout le monde, vous avez en mémoire ce geste de l'index frétillant de la main droite que faisait votre instituteur (on disait à l'époque le « maître ») lorsqu'il vous demandait de venir pour vous punir parce que vous aviez été l'instigateur d'un chahut collectif. En fonction de la vibration du doigt, de son aspect crochu, vous connaissiez déjà la magnitude de la peine encourue. Si en plus de ce frétillement du doigt, votre prof décochait un sourire en forme d'orange éclatée, un regard en biais avec des yeux plissés, la tête légèrement penchée à droite ou à gauche, toute la classe savait à l'avance qu'il ne fallait pas espérer vous revoir pour la partie de billes ou de foot à la récré.

Les bras croisés... la tête haute...

Lorsque votre père, votre femme ou votre patron vous attendent devant la porte, les bras croisés, le buste bien droit, la tête haute, le visage inexpressif, il n'est pas nécessaire de vous expliquer ce qui vous attend ! Vous savez que vous allez passer un mauvais quart d'heure !

Tous ces gestes et bien d'autres (le V de la victoire, le poing levé des révolutionnaires, les mains en prière, le doigt dans la tête qui se vrille et qui signifie la folie) sont des signaux. Ils nous dispensent du langage. Ils sont là pour exprimer des ordres, des sentiments, des mises en garde. L'analyse plus exhaustive de ces codes, en prenant compte des mimiques du visage et des gestes du corps, nous permet de comprendre l'intensité du signal et l'état d'esprit de celui qui le transmet.

Les gestes mimétiques

Certains gestes viennent de notre ADN, d'autres de notre adaptation à l'environnement, d'autres enfin de notre propension à imiter ceux que nous côtoyons. Nous imitons les gestes de notre père, ceux de notre patron ou ceux de notre vedette préférée. La façon dont les gens marchent ou gesticulent est souvent la trace d'une imitation de quelqu'un.

La salutation au cercueil de John John Kennedy

Il y a quelques années, lors d'une émission que je faisais sur TF1 à propos de la gestuelle et du non-verbal des hommes d'État et des stars, le rédacteur en chef me proposa de livrer à l'antenne mes analyses à propos de la scène de l'enterrement de John Fitzgerald Kennedy, où l'on voyait son fils John John, âgé de trois ans, saluer le cercueil lors de son passage devant lui. J'avançai que ce geste d'instinct était impossible ! Un enfant n'a pas le sens de la mort à cet âge. On cherchera donc à observer la scène sous d'autres angles pour voir si l'enfant saluait effectivement le corps de son père. Sur l'une des vidéos, on voyait très bien Jackie Kennedy se pencher à l'oreille de l'enfant et lui montrer du doigt un marin qui se trouvait sur la gauche. Ce dernier saluait l'affût de canon sur lequel se trouvait le cercueil du président. Il était patent que John John saluait pour faire comme le marin, sans savoir ce qu'il faisait au juste. L'angle de prise de vue de cette vidéo montrait que l'enfant était aligné sur le marin et non pas sur le cercueil. Il faut donc prendre garde à ne pas confondre les gestes instinctifs et les gestes mimétiques.

Ainsi, occasionnellement ou de façon permanente, au moins 40 de nos gestes sont des signes que nous avons adoptés des autres. Mais tous ces gestes ne sont pas du goût de tout le monde. Ainsi, les parents grondent souvent leurs enfants qui ont vite fait de copier les gestes du camarade de classe qui n'est pas du même milieu ou de la même origine. On parle beaucoup en France de l'« intégration », on a même créé un ministère pour cela, mais il semble que l'on ait oublié que l'intégration, c'est d'abord avoir le même non-verbal que les autochtones, c'est-à-dire que ceux du voisin. Il est clair qu'un émigré qui vit dans sa banlieue ne risque pas d'apprendre les gestes qu'il conviendrait d'avoir pour vraiment s'intégrer.

Regardez comment les gens applaudissent ! Ils frappent tous dans leurs mains, mais les gens distingués vont le faire avec le bout des doigts, tandis que l'homme du peuple va bouger les bras pour claquer plus fort. Entre les deux, il y a l'applaudissement urbanisé des cadres : il est fort mais les bras restent collés au corps.

Une question de savoir-vivre

Lorsque j'étais à l'École des officiers de réserve pendant mon service militaire, j'étais toujours pris d'une hilarité sans fin lorsqu'il me fallait lire et apprendre le manuel du savoir-vivre en société. Il y avait là une série de recettes pour bien se tenir à table, au bal, dans la rue… En fait, j'étais dans l'erreur la plus profonde. Comme les jeunes futurs officiers venaient de toutes les régions et de tous les milieux, il était nécessaire qu'ils assimilent des gestes que leur milieu ne leur apprenait pas, afin qu'ils ne soient pas jugés sur des fautes de style.

C'est ainsi que j'ai appris que l'on ne sert pas d'eau à une femme pendant un repas, afin de ne pas lui faire penser qu'elle a bu trop de vin, et que l'on ne fait jamais un baise-main à une femme dans la rue, c'est-à-dire dans un espace non couvert. Vous aurez remarqué que Jacques Chirac, lui, passait outre et prenait la main de Madame Angela Merkel en toute occasion, ce qui n'était pas conforme au règlement mais montrait sa sympathie et son amitié pour la chancelière.

Tous les pays ont leur propre gestuelle ! Dans chacun d'eux, il y a une façon de se tenir à table, en société. Le code de la gestuelle française est très particulier, très riche, et c'est probablement le seul qui définit encore l'exception française.[1]

Nous copions donc les bons comme les mauvais gestes, mais surtout, et c'est cela qui est intéressant dans l'analyse, nous copions souvent des gestes sans bien les comprendre, sans savoir à quoi ils servent, pourquoi et quand il faut les faire, ce qui ne manque pas de nous discréditer dans certaines occasions où l'on nous observe. En d'autres termes, « montre-moi tes gestes, je te dirai qui tu fréquentes ».

---

1. Je conseille vivement à ceux qui ne l'auraient pas déjà lu de se procurer le livre de Nadine de Rothschild, *Le bonheur de séduire, l'art de réussir*, Pocket, 1993.

Les gestes des retrouvailles

Après une longue absence

Il y a un rituel auquel vous ne pouvez pas échapper : c'est celui des retrouvailles entre amis, parents, enfants, après une longue séparation. Habitué des transports aériens et des aéroports de par mon métier, je suis toujours captivé par ces scènes sublimes où les parents retrouvent leurs enfants, leurs amis ou leurs familiers. Plus la séparation a été longue, plus les signes sont forts, démonstratifs, parfois même frisant le ridicule.

Observez cette famille qui retrouve l'enfant qui a passé ses vacances à l'étranger loin de la maison : la mère enlace l'adolescent qui bien sûr a grandi ! Le père, les sœurs, tous, sont autour de lui, se collent à lui et l'inondent de baisers, d'attouchements. On le prend par la taille et on le fait basculer, tourner dans une étreinte effrénée. Ils l'agrippent, le laissent à peine respirer.

Ces scènes sont encore plus fortes lorsque le garçon revient d'un pays lointain ou que le militaire a été en opérations pendant de longs mois et qu'enfin il revient. Les choses ne sont pas faciles pour ce brave ! Sa fiancée, qui l'attend depuis si longtemps, ne sera pas la première à le serrer bien fort ; elle devra d'abord laisser la place à la mère, puis au père, puis aux sœurs, voire aux grands-parents. Elle vient d'apprendre ce que l'idée de « famille collatérale » veut dire. Quand son tour viendra, elle ne pourra pas lui mettre les bras autour du cou, le serrer très fort, et lui non plus ne pourra pas lui montrer combien cette absence lui a coûté. La prochaine fois, elle l'attendra seule, et nous verrons alors ce que sont la passion et l'amour.

Ce qui est vrai pour l'arrivée l'est aussi pour le départ. On retrouve les mêmes gestes ! Cette fois-ci, en revanche, les visages sont déconfits, alors qu'à l'arrivée, les pleurs étaient heureux. Là, ils sont immensément tristes. Ils n'ont d'égal que ceux des enterrements où l'on a vraiment de la peine.

Selon Desmond Morris[1], ces retrouvailles se déroulent en trois étapes.

Première étape : c'est le dérangement ! On va prendre sa voiture, aller à l'aéroport ou à la gare. Plus l'éloignement est important, plus on va se déranger. Si votre fils est de retour, vous ferez une heure de voiture sans rechigner pour l'accueillir. Si, après une absence prolongée, on ne vient pas vous chercher, posez-vous des questions sur votre importance pour la famille, le client, le fournisseur. Si vous êtes conseil de société et que votre client ne vient plus vous chercher le matin quand vous arrivez pour travailler avec lui, sachez que votre contrat va bientôt se terminer. Même chose avec votre petite amie ou votre femme. Surtout, ne tombez pas dans le piège ridicule qui consiste à dire « surtout, ne venez pas me chercher, ne vous dérangez pas ». Fou que vous êtes, vous allez priver les autres de leur non-verbal et de leurs témoignages d'amitié.

Deuxième étape : « Vu ! C'est lui, il est là ! » C'est le moment de l'apparition. L'enfant, le fils, l'ami, les parents qui arrivent sont là, derrière la glace. Ils font un petit geste discret pendant que ceux qui attendent déroulent une débauche de gestes. On agite les bras comme s'il ne nous voyait pas. On saute en l'air sur la pointe des pieds comme le font les chimpanzés devant un régime de bananes. On sourit, on bouge la tête, les sourcils font

---

1. Voir *supra*.

des va-et-vient. Les mouvements sont soit verticaux (bras, corps qui se lèvent et paumes des mains tournées vers celui qui arrive), soit latéraux (les mains vont d'un côté et de l'autre comme des roseaux). Si vous êtes attendu et que vous ne reconnaissez pas ces gestes, cela signifie soit que l'on ne vous apprécie pas tellement, soit que l'on va vous annoncer une mauvaise nouvelle comme la maladie, un accident, ou la mort de quelqu'un qui vous est cher !

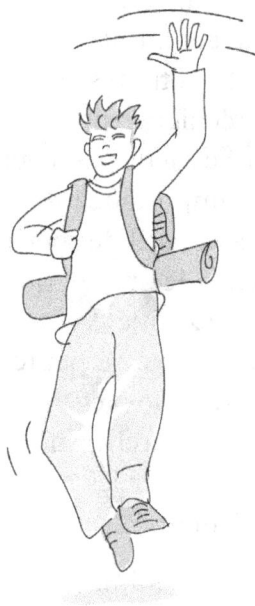

Troisième étape : c'est le contact. Les bras encerclent le corps de celui qui vient enfin de franchir la porte. Par leur intensité, les gestes donnent une idée exacte de la durée de la séparation, de la relation d'affect de celui qui entoure de ses bras, de sa culture et des changements qui ont pu se produire pendant l'absence. La mère va repousser l'enfant pour voir comment il a grandi, grossi, forci ; le père va tâter les muscles de l'arrivant pour voir comment il est devenu fort. La fiancée, elle, va regarder les yeux de celui qu'elle retrouve pour détecter une éventuelle trahison et pour montrer qu'elle est restée fidèle. Plus on est proche, plus on prendra les cheveux de l'arrivant dans ses mains. Ceci est particulièrement vrai chez les grands amoureux !

L'arrivant sera immobile, paralysé en général. Il peut aussi, dans un second temps, passer à l'action et faire comme ceux qui l'accueillent. Ces gestes vont montrer à quel point ceux qu'il serre lui ont manqué !

Quatrième étape : cette dernière étape est souvent appelée « l'épouillage ». C'est à ce moment que l'on commence à parler. Jusque-là, on s'était contenté de petits cris, de grognements. Maintenant, on va dire « as-tu fait bon voyage, es-tu fatigué ? ». Bien sûr, l'arrivant n'écoute pas, et ses réponses n'ont aucune chance d'être entendues. Mais le ton de la voix et le rythme par lequel ces mots parviennent à ses oreilles est essentiel pour communiquer l'émotion, la tendresse. Dans cette dernière phase, celui qui vient de loin doit savoir qu'à partir de cet instant, il perd son statut de privilégié et redevient un membre de la famille.

La rencontre d'un vieil ami

Bien sûr, dans la rue, lorsque nous retrouvons un ami ou une vieille connaissance, nous n'en faisons pas autant, mais nous agissons tout de même selon ces quatre étapes. Selon la façon dont votre ami vous aborde :

- Il change de trottoir pour vous saluer (première étape).

- Il fait de grands gestes de l'autre côté de la rue (deuxième étape).

- Il touche votre imperméable, votre manteau, votre costume, vous saute dessus (troisième étape).

- Il vous prend par le bras et vous dit « ah ! Comment vas-tu, ta femme, etc. » (quatrième étape).

Grâce à ces différentes étapes, vous saurez si c'est un ami ou simplement quelqu'un qui a besoin de vos services ou de vos lumières.

Les gestes synchrones

Les maîtres en PNL (programmation neurolinguistique) nous expliquent que, lorsque deux amis se rencontrent, ils font souvent des gestes similaires pour asseoir leur amitié. Assis sur des rocking-chairs, ces deux amis vont croiser les pieds de la même façon et se balancer dans un mouvement très synchrone. Au restaurant, ils vont aussi avoir la même posture du corps. Ces gestes soulignent l'égalité entre les deux individus.

Lorsque deux amis ne font pas automatiquement les mêmes gestes quand ils sont face à face, ou lorsque le vendeur fait des gestes différents de ceux de son client, c'est que quelque part une inégalité s'est installée entre les deux personnes.

L'absence de synchronisation est un signe très intéressant dans l'étude des rapports de force entre individus. Si un ami qui a très bien réussi dans sa profession rencontre un ancien élève de son école qui n'a pas eu les mêmes chances, l'homme de la réussite aura des gestes différents de ceux de son ami moins chanceux. Cette différence viendra aussi bien du chanceux que du moins chanceux. Souvent, celui qui se sent supérieur va déployer toute une série de gestes, tandis que l'autre se restreindra dans ses mouvements. Parfois, conscient de cette réalité, certains individus qui se sentent faibles dans la relation qui les oppose à un fort tentent d'imiter leurs gestes. C'est généralement une catastrophe pour le faible et tous ceux qui le regardent.

Les gestes heurtés ou « gestes bâton »

Nous avons tous en mémoire ces gestes du bras et de la main qui montent et qui descendent, poings fermés, frappant le pupitre, la table ou simplement l'air. C'est Churchill au Parlement qui frappe la table devant les députés pour affirmer que jamais les Anglais ne seront vaincus par les nazis. C'est le chancelier Adolphe Hitler qui martèle son impatience d'en finir avec le monde civilisé ! C'est le président De Gaulle, lors du putsch d'Alger, qui, à la télévision, en uniforme de général, dénonce un quarteron de généraux en retraite, frappant l'air pour affirmer sa position et celle de la République. C'est le directeur des forces de vente qui, face aux résultats médiocres des vendeurs, agite ses mains pour signaler que les choses vont devoir changer et que les punitions ne vont pas tarder à poindre si tel n'est pas le cas.

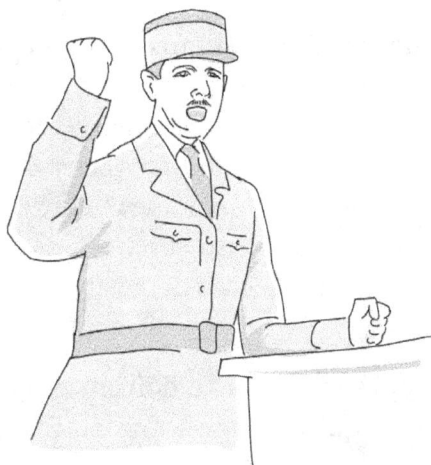

Ces gestes signifient toujours la même chose : l'affirmation d'une volonté d'action dans un moment difficile. C'est la volonté qui s'exprime par ces gestes : volonté d'agir, volonté d'empêcher les autres de se mettre en travers de notre route, etc.

Selon l'intensité du moment et ce qui se passe dans la tête du speaker, la violence du geste va être différente. Une frappe forte traduit ainsi une volonté de fer. En revanche, si le geste est lent et que la frappe est faible, on peut alors considérer que la menace de rétorsion est au conditionnel.

Pour analyser correctement ce geste et déterminer la volonté de son auteur, il faut tenir compte de l'intensité du mouvement, de la force de la frappe, mais aussi du ton de la voix, du rythme des mots et des mimiques du visage.

Lorsque le rythme des mots est lent et qu'il y a des silences, que la frappe est synchrone avec la parole, comme s'il y avait un métronome dans la tête de l'orateur, que la voix est sourde, grave et part de la poitrine, que le visage est fermé avec les lèvres pincées dans les silences et que les zygomatiques sont tendus, alors oui, il y a du sérieux dans ce qui est exprimé.

A contrario, lorsque le rythme est rapide, le mouvement saccadé, qu'il n'y a pas une grande synchronisation entre les mots et les gestes, que le ton de la voix part de la gorge et que le visage est parfaitement crispé, on est certain d'assister à une réaction de crise de type hystérique plutôt qu'à une réelle décision de réaménagement des choses. Ici, le sujet fait passer sa haine, son dégoût, son écœurement vis-à-vis de la situation et de ceux qui l'ont créée.

Toutefois, ces frappes violentes ne doivent pas être confondues avec d'autres gestes qui ont une toute autre signification. En effet, les orateurs sentent souvent le besoin, dans leur exposé, de définir les trois ou quatre grands chapitres qu'ils vont aborder. Ils expriment alors, par un battement assez lent des bras et des mains, l'organisation de leur discours ou de leur présentation. En battant calmement l'air, ils affirment le premièrement, le deuxièmement puis le troisièmement de leur exposé. Ici, le visage est serein, il n'y a aucune crispation, les muscles orbiculaires sont très détendus, ce qui permet souvent un large sourire.

Les gestes heurtés se retrouvent aussi dans les événements de nature guerrière. On se souvient du président Jacques Chirac lors de la Coupe du monde de football en 1998, lançant « et de un, et de deux, et de trois » pour souligner les buts marqués par l'équipe de France contre le Brésil lors de la finale : le poing est fermé ! Le bras frappe l'air ou la paume de l'autre main, le menton est en avant comme pour hurler, le visage arbore un large sourire. On retrouve ici des gestes que l'on a pu voir dans les cirques de la Rome antique, lorsque les gladiateurs devaient tuer l'autre et que le public soutenait son favori : le point est en avant, le bras frappe l'air, le menton est tendu et le corps est penché en avant.

Dans l'analyse des gestes, on doit toujours observer, bien sûr, les gestes et les mimiques, mais aussi l'absence de toute expression. Lorsqu'un Premier ministre ou un directeur général doit faire passer un message fort, il faut regarder s'il emploie ou non ces gestes dits « heurtés », ou encore ces frappes sur la table ou dans l'air. Si les gestes ne sont pas au rendez-vous du discours, c'est que l'intention d'action n'est pas immédiate, ou en tout cas pas si intense que les paroles pourraient le laisser entendre.

Dominique de Villepin au service de l'emploi

Lors de son discours à l'Assemblée, le nouveau chef du gouvernement de Jacques Chirac, Dominique de Villepin, n'a pas fait un seul geste pendant les premières quatre-vingt-dix minutes de sa présentation ! Arc-bouté sur le pupitre, il avait les mains à plat et le torse penché en avant. Son regard profond et perçant, ses ponctuations de la tête, le ton de sa voix grave et métallique et ses silences ont été les seuls éléments du non-verbal utilisés au service du discours et assurant sa détermination. C'est seulement à la fin de son exposé qu'il a levé son bras droit en faisant un geste heurté comme ceux précédemment décrits, pour souligner que sa bataille, sa priorité, c'était l'emploi. On pouvait alors le croire ! Les faits ont confirmé, contre vents et marées, que tel était bien son objectif.

Les gestes « pompes » d'émotion primaire

Les golfeurs, les footballeurs, etc., ont tous en mémoire ces gestes que font les sportifs lorsqu'ils prennent d'un coup l'avantage sur leur(s) adversaire(s) : ils se tiennent debout, actionnant un bras d'avant en arrière, comme s'il s'agissait d'une pompe. Le poing est fermé, le sportif pousse un cri, la tête est inclinée en avant, la bouche est ouverte comme si elle crachait du feu. Ils peuvent aussi se servir de la jambe pour faire une sorte de pédalage ou de danse. L'homme éructe littéralement.

Ces gestes qui nous viennent sans doute de la préhistoire signifient que nous avons tué la bête, le monstre, et que nous sommes le vainqueur du mal, de la difficulté, etc. Il y a là une décharge d'émotion intense après un grand moment de stress.

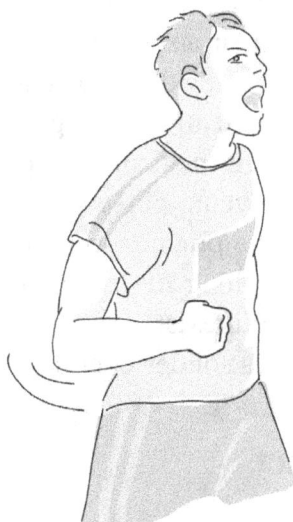

Dans notre vie quotidienne, nous n'allons pas jusqu'à utiliser de tels gestes, nous préférons être plus raisonnables. Mais nous aussi nous pompons ! Pour peu que nous ayons réussi quelque chose de difficile ou d'impossible, nous tirons avec notre bras près du corps, le point fermé de haut en bas. Le visage est alors crispé mais souriant, les dents sont serrées et le cou est rentré dans les épaules. La vigueur du geste va définir l'intensité de l'action et/ou de l'émotion. Dans le même ordre d'idées, le simple geste qui consiste à serrer le poing, soutenu par un bras plié, et à faire avancer le poing vers l'avant a la même signification : celle de la victoire. Et qui dit victoire, dit ennemi, combat, mise à mort.

Il convient donc de bien observer ces gestes, surtout dans les discussions de travail, pour savoir dans quel camp on se trouve (celui des amis ou des ennemis). Souvent, dans les réunions de collaborateurs avec leurs responsables, à l'annonce d'un résultat qui place une équipe au-dessus des autres, les intéressés, c'est-à-dire les gagnants, s'envoient un petit signal, poing en avant et s'avançant comme s'ils enfonçaient une pointe dans le corps d'un animal vaincu, les yeux plissés, la face en grimace, la bouche serrée en avant. Ce pur non-verbal est fugace, parfois à peine visible, mais il en dit long sur les relations des membres de l'équipe. C'est le signe qu'il existe au sein de l'équipe de vente, par exemple, des clans très solides et en forte compétition.

Les gestes d'instinct

Instinctivement, nous avons un comportement non réfléchi, automatique, qui anticipe notre pensée. Un enfant est indiscipliné, fait la comédie, et la gifle de la maman part sans qu'elle y ait réfléchi. La morale réprouve ce geste, mais il est inscrit au fond de notre ADN ! Si nous laissons tomber quelque chose, nos clefs, notre sac, etc., nous allons immédiatement dire « oh pardon » et mettre notre main devant notre bouche. Personne ne nous oblige à nous excuser, mais c'est plus fort que nous, ce geste est instinctif. Il ne s'agit pas d'un geste réflexe comme celui qui consiste à fermer les yeux ou à se protéger lorsqu'on veut nous frapper. Non ! Le geste d'instinct ne concerne que nous et notre personnalité.

Lorsqu'une femme est éprise d'un homme et qu'elle le désire sincèrement, pour embrasser l'élu de son cœur, elle passe ses bras autour de son cou et soulève légèrement l'un de ses pieds en jetant son tibia vers l'arrière. Ce mouvement de la jambe part simplement du genou. Il a une amplitude plus ou moins grande selon le désir de la femme.

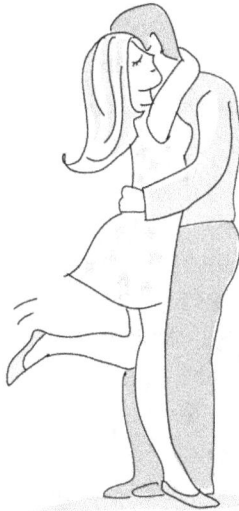

On ne sait d'où vient ce geste, mais ce qui est sûr, c'est qu'une femme qui embrasse les deux pieds rivés au sol n'est probablement pas l'amoureuse que l'on croit. De la même façon, l'homme a un instinct protecteur vis-à-vis de la femme qu'il aime ! Courageux ou non, il est programmé pour porter attention à l'élue de son cœur.

Le cas Claudia Schiffer et David Copperfield

Dans les années 1990, les journalistes me demandèrent d'éclairer l'énigme essentielle pour l'avenir de l'humanité, à savoir : Claudia Schiffer était-elle vraiment amoureuse de David Copperfield, ou y avait-il entre ces deux stars un simple contrat qui faisait croire à un amour merveilleux, idyllique ?

Après avoir visionné une grande quantité de vidéos sur les deux tourtereaux, je conclus, à l'analyse de leurs gestes, qu'ils ne s'aimaient pas. Lorsqu'elle l'embrassait, ses deux pieds restaient au sol et lui regardait systématiquement les journalistes. Ils ne se tenaient pas par la main mais simplement par le bout des doigts. Pour Bataille et Fontaine, qui présentaient l'émission « Y a pas photo » où je devais donner ma réponse à l'énigme du siècle, il fallait une preuve de mes dires. On ne pouvait pas se contenter d'affirmations, ou de quelques images montrant des comportements peu probants de leur amour. J'avais remarqué, dans une vidéo, que David Copperfield, qui marchait à côté de Claudia Schiffer, ne s'était même pas rendu compte que cette dernière, en trébuchant sur un câble de télévision, s'était quasiment écroulée au sol. David n'avait eu aucun geste « d'instinct protecteur ». Il ne pouvait donc pas l'aimer. Je demandai alors à Valérie Benaïm qui présentait l'émission de faire semblant de tomber lorsqu'elle marcherait à côté de Bataille. La scène fut mise en place sans que Bataille n'en sache rien. Alors qu'ils marchaient côte à côte, elle fit semblant de trébucher, et Pascal Bataille se précipita immédiatement pour venir à son secours. La démonstration était parlante. Pascal avait eu le geste d'instinct qui manquait à Copperfield.

On se trompe souvent dans l'interprétation des gestes d'instinct. Il faut donc porter une attention particulière lors de l'analyse du non-verbal. Dans le cas présent, il serait plus approprié de dire que c'était un geste réflexe plutôt qu'un geste d'instinct, mais en réalité, ce n'était ni l'un ni l'autre.

Les gestes de relation amicale

On entend par gestes et mimiques de relation amicale tout le non-verbal qui consiste à faire (ou à faire croire) que nous sommes des êtres capables de vivre en société et de ne pas s'entre-tuer. Ces gestes prennent probablement naissance dans notre cerveau limbique.

Comment se présentent ces gestes ? Le matin, quand vous arrivez au bureau (et ce depuis seulement quelques années), tout le monde s'embrasse ; même chose dans les universités et dans les usines. Nicolas Sarkozy tape lui aussi dans le dos de ses collègues européens et va parfois jusqu'à les embrasser. Nous avons souvent l'impérieux besoin de montrer aux autres que nous ne sommes pas en guerre, que nous sommes dans une relation amicale, que nous nous aimons les uns les autres !

La simple poignée de main ou le fait de prendre l'autre par le coude ou l'avant-bras lorsqu'on le rencontre témoigne de notre amitié et de notre tendresse. L'ami qui reçoit ses hôtes ouvre largement les bras, leur tape dans le dos et les fait entrer dans la maison en arborant un large sourire. Le président George Bush, lui, regarde, larmes à l'œil, en direction de ceux avec qui il veut faire ami-ami. Il serre les lèvres et baisse la tête, puis observe un moment de silence… Ses yeux se ferment, s'ouvrent et agrandissent son sourire. Lorsqu'il s'exprimait au journal télévisé sur les réformes qu'il voulait entreprendre, Jean-Pierre Raffarin était coutumier de ce regard langoureux, la tête sur le côté, de gentil grand-père avec les mains ouvertes vers l'autre et un sourire aimable au coin de la lèvre.

Nous connaissons tous ces gestes et ces mimiques. La seule vraie question est de savoir, là encore, s'ils traduisent une véritable amitié ou si ce n'est qu'une façon sociale d'amadouer l'autre. Aussi, comment savoir si celui qui vous tape dans le dos est votre ami ou s'il fait semblant ?

J'ai eu l'occasion d'analyser ces gestes, notamment en Argentine et au Brésil, où tout le monde est censé s'apprécier. Voici une grille d'interprétations selon les situations.

La frappe dans le dos

Si la frappe dans le dos consiste en petites tapes rapides avec une main à plat prenant son mouvement à partir du poignet, c'est que celui qui vous reçoit n'a qu'une relation de surface. En revanche, si votre interlocuteur appuie très fort sur votre dos, la main près du cou, il s'agit à coup sûr d'une amitié sincère.

La main qui prend l'avant-bras

Les candidats aux élections, les femmes et les hommes politiques qui sont en représentation, aiment serrer des mains. C'est pour eux une occasion supplémentaire de récolter des voix. Lorsqu'ils voient dans la foule une personne digne de respect ou d'intérêt, ils ne lui serrent pas la main comme ils le font avec un électeur quelconque : soit ils lui serrent la main en posant leur autre main sur son épaule, soit ils lui serrent la main en prenant en même temps son avant-bras. C'est là le signe suprême de l'amitié politique.

Comment savoir si ce geste est la marque authentique d'une amitié ? La chose n'est pas simple. Le politique ne se contente pas de serrer la main et l'avant-bras de son ami ou de son électeur ; il le regarde longuement dans les yeux et lui témoigne généralement sa cordialité et sa proximité par quelques paroles prononcées dans le creux de l'oreille. C'est pendant ce temps d'arrêt que l'on peut mesurer la sincérité de l'acte ! À ce temps d'arrêt s'ajoute la pression de la main, celle qui tient l'épaule ou celle qui tient l'avant-bras.

Si la pression est trop forte, méfiez-vous, car ce n'est pas naturel ! Si la pression est trop faible, c'est que vous n'êtes pas une personne aussi intéressante que vous croyez l'être !

La prise à deux mains

Au lieu de vous serrer une main et de mettre l'autre sur votre épaule, il est des cas où celui qui vous reçoit prend l'une de vos mains ou les deux avec les siennes. Il positionne ses mains comme si elles étaient deux parties d'une coquille de praires. Généralement, il commence par vous prendre une main, puis l'autre, il les rapproche et finit par les enfermer en les recouvrant. C'est un grand geste d'amour. C'est ainsi que Jean-Paul II avait coutume de prendre les mains de ceux qu'il accueillait. Plus les mains serrent les vôtres, plus vous sentez la transmission de l'émotion.

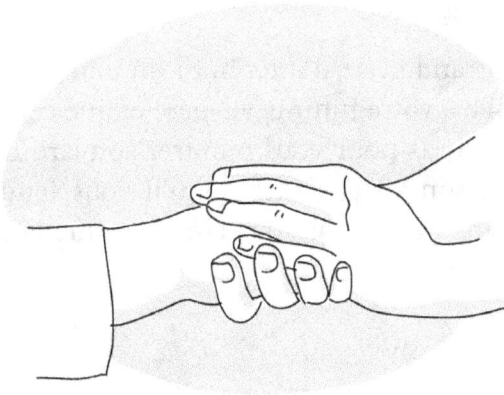

Pour faire ce geste, il faut avoir un certain statut : il faut être soit chef d'État, soit un personnage considéré comme représentatif d'une organisation, d'un courant de pensée, d'une famille. Dans le film *Le Parrain*, Marlon Brando sert ainsi les mains de ses mafieux. C'est le niveau de responsabilité du personnage qui l'autorise à faire ce geste. Malheur à celui qui n'a pas la légitimité de la prise à deux mains et qui s'y aventure malgré tout !

La prise du bras

Mon père avait coutume de me prendre par le bras lorsque nous visitions un musée ou lorsque nous étions devant un magnifique coucher de soleil en bord de mer. C'était pour lui le moyen de me témoigner son affection, mais aussi de partager ses émotions d'homme qui adorait la peinture et les beaux paysages. J'ai retrouvé ces gestes à plusieurs reprises chez des personnes qui voulaient me faire découvrir une belle installation ou quelque chose que je devais absolument comprendre, apprendre et assimiler. Ce geste commence par une prise du bras par l'arrière, puis la pression augmente en fonction de ce que l'on doit comprendre ou regarder.

C'est aussi un grand geste d'intérêt. Si un jour vous demandez la main de sa fille à votre futur beau-père et que celui-ci ne vous prend pas par le bras pour vous montrer son jardin, son atelier de bricolage ou son village, sachez qu'il vous faudra attendre encore longtemps pour qu'il vous aime comme le fils qu'il n'a peut-être jamais eu !

L'accolade et l'embrassade

L'accolade

Il y a accolade et accolade, et embrassade et embrassade. Lorsque le général décore le soldat pour un acte de bravoure, il donne l'accolade au héros. Après lui avoir remis la médaille, il porte sa joue contre celle du récipiendaire, non pas pour lui témoigner son affection, mais pour lui signifier qu'il appartient maintenant à la famille de ceux qui ont le mérite de la nation. Il n'y a là aucune signification quant à ce que le général éprouve pour celui qu'il décore.

On retrouve ce rituel dans toutes les grandes occasions où les hommes se rencontrent et se signifient qu'ils appartiennent à la même communauté. Aux enterrements ou aux mariages, on se donne l'accolade, ce qui est un simple signe soulignant l'appartenance à une même idée, à un même groupe.

Il y a celui qui donne l'accolade et celui qui la reçoit : l'ancien, le chef, le responsable est celui qui donne l'accolade, et malheur au subalterne s'il prend l'initiative d'être le premier à frotter sa joue contre celle de l'autre. Mais ne vous y trompez pas : l'accolade ne traduit aucune émotion, et ça n'est pas parce que votre patron vous donne une accolade que vous serez augmenté à la fin du mois !

L'embrassade

L'embrassade est de nature différente, c'est un vrai signal. L'embrassade mouillée est un signe d'amitié et d'amour. L'embrassade sèche, qui est un grand classique aujourd'hui dans les rencontres entre amis et collègues, est à la fois un rituel et un transfert d'émotion.

Pour juger de la qualité d'une embrassade, observez si elle a été faite par un vrai baiser sur la joue, par une demi-bouche en coin sur la joue, ou simplement joue contre joue. La joue contre joue est le signe d'une émotion ; la demi-bouche contre la joue est le signe d'une émotion passée ou à venir.

Pour comprendre la signification de l'embrassade bouche contre joue ou demi-bouche contre joue, il faut observer en même temps la gestuelle générale de celui qui embrasse :

- Celui qui embrasse la joue à pleines lèvres et qui prend avec ses mains les épaules de celui qu'il embrasse lui signale un vrai sentiment d'amour ou d'amitié.

- Celui qui embrasse à pleines lèvres mais qui garde les mains et les bras le long de son corps montre soit qu'il est gêné, soit qu'il n'ose pas déclarer sa flamme.

- Celui qui embrasse à demi-lèvres et demi-joue et qui prend l'autre par les avant-bras témoigne d'une certaine reconnaissance mais pas d'une profonde amitié.

- Celui, enfin, qui colle sa joue contre celle de l'autre et qui lui donne une petite tape sur l'avant-bras lui montre sans doute, sans le vouloir, qu'il est plus dans le registre du rituel que du transfert d'émotion.

Les petites tapes

Une petite tape dans le dos qui vous pousse en avant, une petite tape sur la cuisse ou sur le bras sont des signes de relation et d'accompagnement dans une épreuve. Cela veut dire « ne t'inquiète pas, je suis là avec toi ». Généralement, ces petites tapes sont véritablement cordiales et sincères.

Observez des cavaliers après une longue course : ils tapotent l'encolure de leur monture comme pour la remercier et lui témoignent ainsi de l'amitié voire de la tendresse. Ces petites tapes sont assez différentes de celles que se font les internes des hôpitaux lorsqu'ils vont en salle de garde et se saluent. Il y a peu de risques de se tromper sur la signification de ces petites tapes.

Elles sont le signe d'une véritable affection entre les protagonistes.

Les contacts cutanés

La relation mère/enfant

Le besoin de toucher l'autre apparaît comme un élément incontournable de l'analyse du non-verbal. Marshall Klaus[1] montre
que les contacts cutanés de la mère débutent quelques minutes
après la naissance. La mère commence par toucher les extrémités de l'enfant puis passe à un frottement du tronc à l'aide de
ses paumes. Dans les premiers instants, elle utilise l'extrémité
des doigts, puis en trois minutes, elle inverse cet ordre en faveur
des paumes.

Plus intéressante encore, l'expérience de Herbert Schaffer et de
Peggy Emerson[2] constate qu'il existe des enfants « non-
caressants », c'est-à-dire des enfants qui n'apprécient pas le
contact de leur mère et qui la fuient. En fait, ils n'apprécient pas
d'être sans cesse touchés. De la même façon, Schaffer montre
qu'il y a des enfants « caressants » et des enfants à mi-chemin
entre ces deux groupes. D'après notre auteur, il semble que les
enfants non-caressants sont plus actifs, plus remuants, et leurs
progrès psychomoteurs sont plus avancés que chez les autres.

Howard Rheingold a comparé un groupe d'enfants de trois mois
élevés en institution, à un groupe d'enfants du même âge élevés
en famille. Ces derniers recevaient entre sept et treize fois plus
de « toucher » de la part de leur mère que les autres. Dans le

---

1. Klaus M.-H., Kennel J.-A., *Maternal-infant bonding*, The C.-V. Mosby & Co, 1976.
2. Schaffer H.-R., Emerson P.-E., "Patterns of response to physical contact in early
   human development", *Journal Child. Psychology and Psychiatry*, 1964.

même type d'expérimentation, Lawrence Casler[1] compara un groupe d'enfants en institution qui recevaient vingt minutes de « toucher » par jour, à un groupe vivant dans les mêmes conditions, mais dont les enfants étaient privés de ces gestes. Après dix semaines d'expérimentation, on constata que les enfants du premier groupe étaient plus développés en termes d'intelligence, de langage et de sociabilité !

Qui touche qui ?

Dans notre vie quotidienne, on remarque que certaines personnes adorent utiliser le canal tactile alors que d'autres répugnent à ce type de pratique.

Que signifient ces contacts ? Ils font d'abord partie des rituels. C'est un signe d'amitié et de paix. Les hommes prodiguent plus de signaux cutanés aux femmes que ces dernières ! Chez les juifs, lors du passage de la porte, on baise les doigts qui viennent d'être en contact avec la « mazuza », petit étui fixé aux chambranles et contenant une relique.

Mais tout le monde ne touche pas tout le monde. Indépendamment du fait que l'on est « non-caressant » ou « caressant », la hiérarchie constitue une barrière au contact tactile. Le supérieur touche le subalterne mais la réciproque n'est pas vraie, pour ne pas dire interdite. Le supérieur est pour le subalterne un intouchable, c'est une chose à ne jamais oublier, et ceci dans toutes les civilisations, y compris celle de nos grandes entreprises !

© Groupe Eyrolles

---

1. Casler L., "The effects of extra tactile stimulation on a groupe of institutionalized infants", *Journal Child. Psychology and Psychiatry*, 1965.

Les contacts des politiques

George Bush et Nicolas Sarkozy ont en fait un point commun, celui d'aimer se toucher. On ne sait si cela leur vient de l'enfance, mais, de toute évidence, c'est une façon de faire qui leur convient parfaitement. Gordon Brown, le Premier ministre anglais, à l'inverse de Tony Blair, déteste le toucher. D'ailleurs, lors de sa première visite à Washington, beaucoup ont jugé la scène froide, ce qui n'est pas l'exacte vérité. Gordon Brown n'est tout simplement pas un toucheur !

Qui touche quoi ?

Le toucher a lieu sur toutes les parties du corps, y compris les cheveux. La mère touche les bras et les avant-bras des enfants, mâle ou femelle. Le père, lui, ne touche généralement que les mains, et quelquefois la tête des enfants. L'homme touche les mains et les épaules de son ami, sans oublier une petite tape sur la région stomacale. La femme touche son amie sur les avant-bras en remontant jusqu'aux coudes, alors qu'elle touche un ami du sexe opposé (hors relations sexuelles) des bras à la tête. L'homme, dans les mêmes conditions, touche tout le corps jusqu'à la ceinture.

Ces expériences sur le canal tactile sont riches en éléments d'analyse du non-verbal. La première question à se poser est de savoir si l'on appartient au groupe des non-caressants ou au contraire au groupe des caressants. Ceci va éclairer nos relations aux autres, et sans doute expliquer une série de frustrations lorsque nous travaillons avec des collègues qui sont d'une nature tactile opposée à la nôtre ! La règle est simple : toujours observer l'autre pour comprendre à quel groupe il appartient ; cela évitera des incompréhensions !

Le rapprochement du corps

Dans le même type de démarche, il faut signaler le rapprochement du corps. Ici, on ne se sert plus la main, on ne se tape plus dans le dos, mais l'on tente de montrer son affection en se rapprochant de l'autre.

Quand la proximité crée le lien : l'exemple de Michel Drucker

Je pense notamment à Michel Drucker, le modèle du présentateur, dont tout le talent consiste à créer une bonne, pour ne pas dire excellente, relation avec ceux qu'il invite dans ses émissions : il place ses invités en vue d'être de plus en plus proche d'eux. Mais attention : selon l'importance de la personne qu'il reçoit, l'épouse du président de la République ou un chanteur à la mode, il va régler la distance afin de respecter l'autre, ne pas l'inquiéter ni le déranger, le but étant quand même d'être le plus près possible de l'invité(e).

Il n'est pas rare, lorsque vous êtes reçu par votre supérieur hiérarchique, que ce dernier fasse le tour de son bureau et vienne s'asseoir près de vous du même côté. C'est un signe de bonne relation qui peut vous faire comprendre que vous êtes très apprécié ou respecté. Bien sûr, si votre patron reste de son côté du bureau et vous de l'autre, cela ne veut pas obligatoirement dire qu'il ne vous apprécie pas. Mais il est certain qu'il ne tient pas à vous témoigner une grande amitié. Il garde son rang.

La poignée de main

Qu'il y ait ou non apposition de l'autre main sur l'épaule ou l'avant-bras, la poignée de main reste l'un des signes les plus évidents des gestes de relation amicale. La poignée de main est une information importante tant pour comprendre la personnalité de l'autre que pour savoir si cet autre est ou non dans une relation positive avec vous.

La poignée de main douloureuse

Certains individus serrent les mains si fort que vous risquez un écrasement des doigts ou une véritable luxation du poignet. Ceci est d'autant plus douloureux quand la main qui serre si fort se contente de ne prendre que vos doigts. Les gens qui se comportent de la sorte sont généralement des individus très centrés sur eux-mêmes ; ils se soucient peu de l'autre. Ils affirment par ce geste leur personnalité sans tenir compte de ce que vous êtes. Ce serrage de main puissant s'accompagne souvent d'un sourire crispé et d'un regard lointain.

La poignée de main molle

D'autres au contraire vous donnent une main molle qui fait croire que l'on vous met une queue de poisson dans les doigts. Observez l'ancien Premier ministre Édouard Balladur : il ne donnait jamais une main ferme. Là encore, il s'agit souvent de personnes qui ne s'intéressent pas à votre existence. Le serrage de la main, si toutefois on peut appeler cela serrage, n'est qu'un acte social.

La prise des deux mains

D'autres enfin vous prennent les deux mains plutôt que de n'en serrer qu'une. C'est un geste relationnel qui traduit souvent une très forte émotion ou sensibilité. Selon la pression et la force de la main, on peut très facilement mesurer le niveau de la relation avec l'autre.

La poignée de main de Menahem Begin et Yasser Arafat

Le plus bel exemple de serrage de main véritable est probablement celui que nous avons vu entre Menahem Begin et Yasser Arafat sur le perron de la Maison Blanche en présence du président Bill Clinton. Les deux protagonistes ont le visage réjoui, leurs mains sont à la hauteur de leur buste. Ils se regardent les yeux dans les yeux. Le président Bill Clinton, les bras ouverts, les enlace véritablement dans un geste de relation amicale. Les différentes vidéos sur le sujet montrent que les deux mains sont bien enfoncées l'une dans l'autre, les doigts de l'un recouvrant la main de l'autre et réciproquement. Il n'y a pas d'ambiguïté dans ce serrage de main, l'émotion est visible chez ces deux hommes.

Le « petit coucou »

Aujourd'hui, les humains qui vivent ensemble aiment se faire un « petit coucou ». C'est une intention louable qui entre dans la catégorie des gestes de relation amicale. Ce « petit coucou » se fait généralement avec une main en l'air, les doigts pliés qui s'ouvrent et qui se referment rapidement. Ce signal s'accompagne souvent d'une série de mimiques accrochant un sourire à la face de celui qui adresse son coucou : ses yeux sont plissés et les commissures de la bouche forment un rictus et un petit sourire.

Les gestes de l'inquiétude et de l'angoisse

Regardez votre enfant lorsque le docteur va lui faire une piqûre et qu'il a peur : il est tendu, ses gestes sont heurtés, ses maxillaires sont serrés. En fait, il imagine une situation dramatique qu'il redoute. Ses gestes ne sont pas iconiques, peut-être sont-ils métaphoriques. Dans tous les cas, ce ne sont pas des gestes d'inquiétude ou d'angoisse, mais bien des gestes de peur, ce qui est tout à fait différent.

Les gestes d'inquiétude apparaissent lors d'une situation que le sujet n'arrive pas à cerner. C'est le néant devant la question qu'il se pose et l'absence de réponse qui créent cette situation. En effet, l'inquiétude est produite par un manque de repères ou de connaissances dans une circonstance X ou Y. C'est l'inquiétude de ne pas voir son enfant rentrer de classe à l'heure dite, l'inquiétude liée à l'attente d'un résultat médical après une biopsie, l'inquiétude d'être réprimandé par son supérieur, etc.

Alors que les gestes de la peur sont des gestes réflexes (visage crispé, yeux hagards, maxillaires durcis, saillants, mains en avant), ceux de l'inquiétude sont souvent très difficiles à cerner. Cela tient au fait que les individus cachent souvent leur inquiétude et tentent de donner le change, sans compter qu'il y a des êtres perpétuellement et maladivement inquiets.

Par exemple, le père de famille qui va perdre son emploi va se répandre en plaisanteries, en gestes métaphoriques en tout genre, en hyperactivité pour ne pas inquiéter sa famille. Mais sa gorge est sèche et le ton de sa voix qui part de la gorge est métallique, sonnant faux. Ce non-verbal est là pour cacher aux autres son angoisse.

Il faut bien évidemment rapprocher ces gestes de ce qui est dit par le sujet pour déceler parfaitement les signes de l'angoisse. Un discours haché, sans structure, avec des mots qui se succèdent de façon anarchique, sont les signes d'un grand désordre mental et d'une volonté de dire n'importe quoi pour ne pas rester silencieux. Ajoutés à des gestes saccadés, ces mots peuvent confirmer la présence d'une angoisse profonde.

L'angoissé permanent a un tout autre comportement : il est replié sur lui-même, se touche les mains, a des tics nerveux au niveau des jambes ou des pieds, comme si ce mouvement le soulageait. Il se pince les lèvres, passe sa langue dessus et fait une série de mimiques avec sa bouche. Il serre les lèvres puis les desserre, et ainsi de suite ! Une main peut monter à sa bouche et prendre le menton. Là, les doigts sont écartés mais serrent fortement le menton ou les joues. Le poing peut également monter jusqu'à la bouche. Cette fois, les doigts sont serrés, fermés et s'appuient sur le menton comme pour imposer à la bouche le silence. C'est une façon de cacher son angoisse.

L'anxiété du joueur de golf Sergio Garcia

Sergio Garcia, le joueur de golf espagnol, est un anxieux notoirement connu. Lors de l'Open d'Angleterre en 2007, alors qu'il était en tête du tournoi, il ne lui fallu pas moins de quatre minutes pour exécuter un coup de golf qui, en temps normal, dure entre trente secondes et une minute pour un champion de son niveau. Garcia était tellement anxieux qu'il n'arrêtait pas de prendre et de reprendre sa position, faisant toujours les mêmes gestes, mais ne trouvant pas la solution pour démarrer son mouvement. Son anxiété lui fut fatale : il perdit en ratant un coup d'une simplicité affligeante.

Fort heureusement, il y a des signes qui montrent une inquiétude ou une angoisse moins dramatique et plus passagère. C'est le stress de la personne qui, dans une présentation, perd le fil de son discours, ne trouve pas ses mots, pense que son costume ou sa robe ne lui va pas, qu'il y a une tache sur sa cravate, et que bien évidemment tout le monde voit qu'il n'est pas à l'aise dans sa prise de parole, etc.

Tous ces cas se reconnaissent par le ton de la voix : celui-ci se met soudainement à baisser, comme si la personne « parlait dans ses moustaches », puis monte d'un seul coup ! Les aigus prennent le dessus sans aucune raison, comme si la personne voulait rectifier le tir. Ces anxieux se raclent souvent la gorge avant de parler, et cela à plusieurs reprises ; ils passent leur temps à faire comme s'ils se lavaient les mains : ils ne cessent de faire des allers-retours avec leurs mains comme le ferait un commerçant qui se réjouit d'avoir enfin vendu l'invendable ou un chirurgien avant une opération.

Le trac de la météo

Remarquons que les présentateurs de la météo à la télévision se lavent tous les mains, qu'il s'agisse de beau ou de mauvais temps. Ils le font souvent à la fin de leur présentation. On comprend très bien leur anxiété. Il n'est pas simple de présenter la météo. D'abord, ce ne sont pas des météorologues ; ensuite, ils ne voient pas la carte comme nous la voyons. En fait, ils font des gestes dans le vide puisque l'image du pays est incrustée par la régie. Un sourire s'accroche souvent à leur visage sans expression, s'apparentant plus à un sourire d'excuse que de joie. On observe généralement une légère transpiration au niveau du front qui s'accompagne de mains moites. Si on pouvait le mesurer, on trouverait certainement un rythme cardiaque plus élevé qu'à l'accoutumée. Lorsque ces personnes ont fini leur discours, elles prennent leurs papiers ou leurs notes, les mettent à la verticale, les frappent, les secouent contre le bureau pour les mettre bien en ordre et finissent par se lever et partir. Elles signalent par ces gestes que leur angoisse est terminée, c'est leur « ouf » non verbal !

Les gestes de la personne gênée

Il faut ici observer deux cas différents, à savoir la personne gênée par la conduite d'une autre, et la personne gênée par sa propre conduite.

La personne gênée par la conduite des autres

Il nous arrive parfois de participer à un dîner ou à une réunion où l'un des convives se tient mal, profère des injures ou a des mots difficiles à l'endroit d'un autre convive (généralement vis-à-vis de sa femme ou de sa compagne). Dans ce cas, nous sommes dans nos petits souliers. Nous essayons de ne regarder personne ou d'afficher un sourire crispé. Si nous sommes à table, il n'est pas rare que nous fassions des boulettes avec notre mie de pain, et ce avec une seule main. Nous ne quittons pas des yeux ces boulettes et, au fond de nous-mêmes, nous n'espérons qu'une chose : que cela cesse ou qu'un convive sorte l'assemblée de cette situation.

Parfois, nous échangeons un regard avec un autre convive ; il est furtif ; la bouche est serrée, les joues gonflées, les yeux à la limite du strabisme. Si vous êtes le maître ou la maîtresse de maison, votre dîner est à l'eau. Il vous faut vite rétablir la situation. Pour cela, vous vous écriez bien fort : « Bon alors, qui raconte une bonne histoire qui nous fasse bien rire ! », ou encore, en vous adressant à un convive : « Alors, racontez-nous comment cela s'est passé… » Votre seul souci est de couper la parole à l'intrus qui semble oublier qu'il y a des règles de vie en communauté incontournables.

La chose prend un tour encore plus épouvantable lorsque c'est le maître de maison, donc la puissance invitante, qui se tient mal. Difficile de lui couper la parole. Dans ce cas, le non-verbal ne pourra pas régler la situation ; la solution est donc de partir ou de casser une assiette pour changer le cours des choses.

Ces gestes de gêne ont l'avantage de nous faire découvrir la profondeur d'âme des gens qui nous côtoient. Observez les plus gênés, ceux qui font le maximum de boulettes de pain ou qui font marcher leurs pieds sur la pointe sous la table. Ce sont généralement des femmes et des hommes très humains, courtois et sensibles. Ils vivent mal la situation, tant pour eux que pour les autres, ou pour celui par qui le scandale arrive.

Lorsque cela devient insupportable, ces personnes bien intentionnées, femmes ou hommes, se passent généralement les mains dans les cheveux. Mais attention, les mains dans les cheveux peuvent avoir de nombreuses significations que nous verrons ultérieurement.

La personne gênée par sa propre conduite

Parfois, il nous arrive de ne pas nous sentir à l'aise et de prendre conscience que ce que nous faisons ne répond pas tout à fait à la morale ou aux conventions sociales.

Il peut s'agir, par exemple, d'une gêne éprouvée par une personne qui s'est servie avant les autres, d'un mari qui se rend compte qu'il vient de se comporter comme un égoïste vis-à-vis de son épouse, de l'enfant qui sait très bien que son comportement n'a pas été correct vis-à-vis de ses camarades.

Dans tous les cas, il y a une prise de conscience, c'est-à-dire un doute. Cela se traduit par une gestuelle très particulière. Au départ, tout se passe au niveau des mimiques : les yeux sont abattus, les sourcils légèrement en accent grave pour l'œil droit et en accent aigu pour l'œil gauche ; la bouche est pincée en demi-lune vers le bas ; entre les deux yeux, sur le front, une ride centrale et horizontale se forme. Les mains sont souvent en position de lavage (comme vu précédemment), mais elles ne bougent pas. Les avant-bras sont près du corps. La voix se fait généralement basse et part du fond de la gorge. Lorsque le sujet veut cacher sa prise de conscience, tout se passe comme s'il se parlait en même temps qu'il parle aux autres. Selon l'âge et la personnalité, les épaules seront plus ou moins voûtées et le corps penché vers l'avant, plié au niveau du buste. Le discours n'est généralement pas clair, ce qui se traduit par un petit geste des mains qui souvent s'ouvrent et se referment sans que l'on comprenne pourquoi. Ce ne sont ni des gestes iconiques, ni des gestes métaphoriques. Il s'agit plutôt d'une sorte de mouvements nerveux qui traduisent l'embarras de la personne.

Les gestes du mensonge

Il y a plusieurs types de menteurs. Cela va du vendeur qui veut réaliser sa vente et qui est prêt à dire n'importe quoi pourvu que cela marche, au *boy-friend* qui veut séduire l'espace d'un instant la belle qu'il convoite, à celui ou celle qui, pris la main dans le sac, ne peut finalement s'en sortir qu'en mentant de façon éhontée.

Pour comprendre le non-verbal de ces sujets, il faut d'abord les classer en deux catégories : les menteurs dynamiques et les menteurs pathétiques.

Le menteur dynamique

Le menteur dynamique est celui qui choisit de mentir pour obtenir quelque chose (de l'argent, une vente, un baiser, etc.). Il y a ici une volonté d'arriver à un objectif, et c'est ce qui fait le côté dynamique de la chose.

Le menteur dynamique procède par des gestes quasiment d'hypnose. Il ne veut pas que sa proie regarde ailleurs ou soit distraite un seul instant. Il va donc avoir un regard fixe, profond. Un sourire enjôleur va lui transformer le visage. Sa tête sera légèrement penchée vers l'avant. Ses mains ouvertes danseront sous les yeux de sa cible. Le rythme des gestes sera lent, tout comme les mots prononcés. Il y aura une parfaite coordination entre les mots et les gestes, entièrement iconiques. Pour faire comprendre le monde ou la chose idyllique qu'il promet dans son mensonge, il utilisera de nombreux gestes métaphoriques. Pour ce faire, ses mains représenteront des choses incroyables. Les mains sur les avant-bras, bien dégagés du corps, seront ouvertes, les paumes vers le ciel. Il décrira ainsi un monde merveilleux, des lendemains sans souci.

Le menteur dynamique va aussi tenter de s'approcher le plus possible de son interlocuteur (geste de relation), en évitant que celui-ci ne rentre dans sa coquille comme le ferait un escargot. S'il s'agit d'un amoureux, il va faire un mouvement rotatif des bras pour tenter de toucher puis d'enlacer celle qu'il convoite. Dans tous les cas, il faut qu'il puisse la toucher. Si cela n'est pas possible, il n'arrivera pas à ses fins. De temps en temps, il fera semblant de se poser une question, surtout si son interlocuteur ne semble pas tomber dans le piège. Il va alors porter sa main au menton, le coude plié, l'autre main sur la jointure de l'avant-bras, ouvrir la main puis la porter sur l'avant-bras, et enfin croiser ces derniers, marquer un temps d'arrêt et reprendre de plus belle comme s'il avait trouvé la solution. Le tout sera accompagné d'un sourire constant, large et parfait.

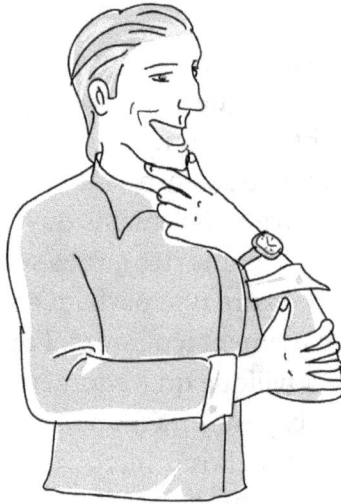

J'ai souvent observé le mensonge dynamique chez Bernard Kouchner, qui est probablement l'un de nos meilleurs dialecticiens, notamment lorsqu'il devait expliquer aux journalistes sa participation au gouvernement de Nicolas Sarkozy. La situation n'était pas simple pour lui. Pourtant, il utilisait tout le non-verbal de celui qui, pour vendre une idée, n'hésite pas à utiliser les figures qui viennent d'être décrites.

Le mensonge obligé des présentateurs télé lors du second tour de la présidentielle

Le soir du premier tour des élections présidentielles, les présentateurs des différentes chaînes de télévision connaissaient les résultats dès dix-huit heures. Cependant, la loi leur interdisait de les dévoiler avant vingt heures. Ils mentaient donc tous en parlant, dès dix-neuf heures, des résultats possibles. Mais ils devaient tenir l'antenne ! Pour la première fois, on pouvait observer leur comportement de menteurs obligés. Le menton de Patrick Poivre d'Arvor était plus long qu'à l'ordinaire, ses yeux riaient, sa tête était penchée sur la gauche. Claire Chazal, elle aussi, avait un sourire en coin et ses yeux brillaient de malice ! Il est vrai que les femmes savent mieux cacher le mensonge que les hommes ! Elles utilisent les mêmes gestes, mais sont plus à l'aise pour cacher leur émoi !

Le menteur pathétique

Pour comprendre le menteur pathétique, il faut d'abord admettre que ce type de mensonge ne rentre pas dans la catégorie précédente. C'est un mensonge dit de « survie ».

Imaginons, par exemple, un enfant de trois ans assis sur une chaise dans une pièce. Une infirmière toute vêtue de blanc, avec des lunettes serrées et un chignon tiré, lui dit, en l'appelant par son prénom : « Je vais partir, mais surtout ne te retourne pas, même si tu entends du bruit, pendant que je ne serai pas là. » Si, en se retirant, l'infirmière déclenche un jouet bruyant dans cette même pièce, il y a de fortes chances que l'enfant se retourne pour voir ce qui fait du bruit. Lorsque l'infirmière reviendra et posera la question « t'es-tu retourné ? », l'enfant mentira de peur d'être grondé.

Le sujet n'a jamais appris à mentir. Il le fait naturellement, par esprit de préservation de l'espèce.

Si l'on réitère l'expérience en mettant un sympathique clown à la place de l'infirmière, l'enfant se retournera, mais ne sentira pas le besoin de mentir, le clown ne lui apparaissant pas comme un danger imminent.

La faute dans le mensonge ne vient donc pas de celui qui ment, mais bien de celui qui crée une situation qui, mettant l'autre en danger, le force à se protéger, donc à mentir, pour ne pas être puni. Cela revient à dire que lorsqu'un individu se sent en danger, il va avoir un comportement très particulier qui apparaîtra souvent à l'observateur comme peu naturel. Quand on ment, les mots, le ton de la voix et les gestes ne sont plus en cohérence. Pire, plus on ment, plus on tente de compenser les incohérences, et plus on montre que l'on ment. Ne dit-on pas dans le langage courant que le nez remue lorsqu'on ment ?

Le mensonge ici n'est donc qu'un comportement, c'est-à-dire un acte réflexe, une réaction à une situation. Le menteur pathétique n'a d'autres solutions pour s'en sortir que de mentir. C'est en ce sens qu'il est pathétique.

Nous connaissons bien ces mensonges ! Ce sont les suivants :

- Avez-vous pris vos médicaments ?

- Avez-vous fini vos devoirs ?

- Avez-vous payé ce que vous deviez ?

- Es-tu rentré directement après le bureau, tu sens un drôle de parfum ?

- Avez-vous vu tel client ?

Regardez comment le menteur pathétique répond. Tout d'abord, il a l'air surpris de la question qu'on lui pose ! Il ouvre grands ses yeux et fait l'étonné. Puis, au lieu de se taire et de faire semblant de continuer ses activités, il tente une série d'explications dont l'objet est de fournir une preuve à l'évidence irréfutable mais par définition inexistante.

À partir d'une mimique du visage – yeux ronds, front ridé, sourcils serrés, regard très droit –, il va faire part de son étonnement. Il va lever ses avant-bras, les mains seront ouvertes, les paumes se faisant face au niveau du buste, signe de questionnement de sa part. Les pouces seront bien dégagés des autres doigts et pointeront vers le ciel comme pour dire « comment pouvez-vous me poser cette question ? ». Le buste sera relevé, le sujet se tiendra très droit, ce qui intensifiera son regard direct et droit dans vos yeux. Il ne sourcillera pas ou évitera de le faire, convaincu au fond de lui-même que le moindre geste suspect mettra l'autre sur la piste de la vérité. Plus il sera rigide et plus cela se verra !

Le rythme de la voix risque aussi d'avoir un tempo inhabituel : le menteur parlera très lentement ou au contraire à une vitesse incroyable. Dans tous les cas, vous n'aurez aucune difficulté à observer ce rythme qui n'est pas celui que vous lui connaissez ! Il n'est pas rare que le menteur pathétique utilise des phrases du type : « Comment moi ! Comment vous pouvez imaginer ! Comment pouvez-vous me poser cette question ? » Regardez les gestes des bras, ils s'élèvent vers le ciel en signe de désespoir ! Regardez les mimiques du visage, bouche ouverte, yeux perdus en l'air, signes d'un étonnement parfait...

Les gestes de la détestation et de la haine

Pour imaginer ce qu'est la haine, observez le non-verbal de deux personnes qui un jour se sont aimées, ont eu des enfants et qui ont finalement divorcé. L'un des deux déteste l'autre ! Parfois, c'est l'homme, parfois, c'est la femme. Celui ou celle qui déteste voudrait souvent, au fond de son âme, la disparition de l'autre ! Quand, pour des raisons de garde d'enfant ou de papiers à signer, ils doivent se rencontrer, c'est leur regard qui en dit long !

Dans les cas les plus dramatiques, on peut parfois, au cours de la conversation, voir celui qui déteste arborer une sorte de sourire en coin qui veut dire « pauvre type, et dire que je t'ai aimé ! ». Ce sourire n'est pas adressé à l'autre, c'est simplement un *feed-back* interne. On se parle à soi-même ! C'est l'un des cas où l'on voit une très grande différence entre les femmes et les hommes. La femme déteste à tuer ! L'homme déteste à frapper. Bien sûr, il ne s'agit là que d'images pour faire comprendre que l'homme et la femme vont utiliser les mêmes gestes, mais avec une intensité différente.

La haine de la femme

La haine de la femme est immédiatement perceptible et ne tient pas compte de l'autre. Selon qu'une femme déteste une autre femme ou un homme, les gestes seront très différents.

Si une femme déteste une autre femme, si elle la hait parce que cette dernière lui a pris son mari, elle montre qu'elle est prête à l'attaque. Généralement, elle se tient les bras. Elle peut aussi avoir le corps penché vers l'avant, prêt à l'assaut. Souvent, les poings et les mâchoires sont serrés. Le visage est déformé par la haine.

Il est intéressant, lorsque la personne est assise, de regarder le jeu des pieds : en général, elle est assise sur le bord de la chaise, se tenant sur les doigts de pieds.

Face à un homme, les gestes de la femme sont plus dédaigneux. La férocité disparaît et fait place à la moquerie. Si la femme est assise, calée au fond de la chaise et les pieds bien à plat, c'est que les yeux sont le centre de son non-verbal.

La haine de Ségolène

Rappelez-vous le regard de Ségolène Royal vers son opposant lors du débat télévisé. C'est le type même de la détestation et de la haine : les yeux qui ne bougent pas, le menton levé, les lèvres pincées, les narines légèrement dilatées. Les bras restent collés au corps, le buste est parfaitement droit, le cou est à la verticale. Rien ne bouge. C'est la position du juge qui prononce la peine la plus lourde.

La haine de l'homme

La haine de l'homme vis-à-vis d'un autre homme est très différente selon que le haineux se trouve devant un être plus faible ou un être plus fort ! Si l'homme qui porte la haine se sent plus faible, il aura une bouche torturée, des mouvements de la tête alternant de droite à gauche, un rictus de la bouche montrant son dégoût. Si l'homme qui se considère fort est face à un autre homme qu'il hait, il le regardera comme si son adversaire était une quantité négligeable. Il peut croiser les bras ou mettre une main sur son menton et avoir un regard lointain. Il se tient droit. Les jambes sont écartées s'il est debout. S'il est assis, ses genoux sont aussi très écartés.

Heureusement, tout le monde ne se déteste pas comme certains qui divorcent. Pour autant, dans notre vie professionnelle, il nous arrive souvent d'être confrontés à des personnes qui nous détestent ou que nous détestons. Combien de fois nous arrive-t-il de dire « ah ! Ce type, je ne peux pas l'encadrer ! », ou « monsieur X ne peut pas me voir ! ».

La haine envers vous

Regardons les gestes de celui qui ne vous apprécie pas et qui va jusqu'à détester votre présence. S'il est assis, dans une réunion, il vous regarde les lèvres fermées, avec une forme de dégoût sur les commissures. Les épaules sont basses. Soit ses mains sont sous la table, les coudes reposant sur les accoudoirs de sa chaise, soit il fait reposer ses avant-bras sur la table, croisant les mains sous son menton. Il ne bouge pas la tête qui repose sur ses mains et ses avant-bras. Souvent, il cache sa bouche avec ses mains qui soutiennent son menton. Regardez sous la table, ses pieds sont croisés ou ses jambes sont très largement ouvertes.

Quand vous parlez, il ne bouge pas ? En fait, il vous montre que vous n'existez pas. Dans une réunion où tout le monde se tient debout (buffet, pot de fin d'année), si, pour une raison ou une autre, vous devez vous rencontrer, son regard vous dévisagera des pieds à la tête comme si vous étiez une sorte de mollusque, inutile à la marche du monde. Généralement, ces individus se tiennent très droits, ne bougent pas, et s'ils ont un verre à la main, ils boivent lentement en vous regardant comme si vous étiez quantité négligeable.

© Groupe Eyrolles

Les gestes de la moquerie

Parfois, lorsqu'on nous parle, nous ne savons pas toujours si on se moque de nous ou si c'est nous qui nous faisons toute une histoire de quelques gestes que nous avons du mal à interpréter.

Chez le moqueur, tout se passe dans les yeux ! En fait, c'est le discours du moqueur qui est au centre de la moquerie. Les gestes ne font qu'amplifier les mots. Le rictus de la bouche et l'œil en coin sont la preuve de la moquerie. Il faut savoir que le moqueur est d'autant plus satisfait lorsqu'il voit, à travers votre mine dépitée et vos yeux hagards, que vous perdez pied !

Marc-Olivier Fogiel et William Lemergy, des moqueurs hors pair

Le plus célèbre moqueur que je connaisse est le présentateur de télévision Marc-Olivier Fogiel. Il est toujours mi-sérieux, mi-rieur, et passe son temps à poser des questions incroyables à ceux qu'il invite dans son émission. Regardez ses yeux illuminés par la malice. Ses joues sont hautes et tirent vers le haut, la bouche largement ouverte ! Ses mains balayent littéralement la table devant lui, comme pour faire le vide de ce que peuvent lui répondre les pauvres invités. De temps en temps, comme un collégien, il lève les mains au-dessus de sa tête comme si une nouvelle idée venait de lui effleurer l'esprit. Quand la situation est vraiment grave (ou lorsqu'il veut le faire croire), il cesse de sourire, prend un ton très sérieux, met la tête en coin et fait semblant de vous regarder en disant avec ses yeux « vous vous foutez de moi », « vous allez me le payer ! », le tout avec un rire tonitruant dans les aigus.

Parmi les grands moqueurs, on peut également citer William Lemergy ! J'ai eu le plaisir de travailler avec lui à plusieurs reprises et j'ai pu noter un type de moquerie très particulier : William est un intellectuel de la moquerie. Il ne se moque pas, comme Fogiel, par plaisir ou habileté ; en fait, tout ce qui est dit sans être étayé provoque chez lui le déclenchement d'un sarcasme moqueur. Regardez son prochain « Télé matin », et notamment la revue de presse. Observez ses yeux et son sourire en coin : vous en apprendrez plus sur la moquerie que dans la plupart des livres…

L'homme moqueur est facilement repérable. Il fait de l'humour, quelques gestes, un bon mot, et cela s'arrête généralement là, sauf si l'on est un professionnel de la moquerie comme Fogiel. Dans la moquerie, c'est surtout la femme qui pose problème. Une femme qui se moque d'un homme ou d'une autre femme va regarder sa proie avec de grands yeux innocents ! Elle fait balancer sa tête d'un côté puis de l'autre, lentement. Si elle est assise à son bureau, elle peut vous regarder, les coudes sur la table, les mains tenant la tête et remontant les joues, le menton en avant, en position de sphinx. Ceux qui voient ce visage moqueur peuvent l'interpréter comme un signe d'admiration ou le début d'une idylle, mais il n'en est rien ! Elle se moque ! À un moment, lorsqu'elle sera certaine de son fait, un rire de gorge va la saisir, elle va renverser sa tête en arrière puis va éclater de rire. Oui, on se moque de vous, et cette femme exulte de plaisir de vous avoir bien eu.

Elle peut aussi vous faire le coup des jambes croisées. Si vous êtes un homme et qu'elle a de belles jambes, elle vous les mettra sous le nez. Comme tout bon mammifère qui se respecte, vous allez être attiré par ses genoux ! Mais malheur à vous ! Aussitôt qu'elle aura compris l'effet qu'elle a sur vous, elle va vite replier ses jambes et rabattre sa jupe. Si elle est en pantalon, elle vous mettra sa poitrine sous le nez et fera comme dans le cas précédent.

Il est vrai que les femmes ont plus de possibilités que les hommes pour hypnotiser ces derniers…

Les enfants sont eux aussi souvent moqueurs ! Ils procèdent généralement par imitation des travers de l'adulte. Le sourire en coin, ils vont rapidement, de façon furtive, imiter leur grand-père, leur grand-mère, leurs parents ou leurs frères et sœurs. La moquerie est rapide, fugace, et s'accompagne souvent d'un bel éclat de rire. Mais attention : elle peut devenir exagérée si on n'y prend garde, car les enfants ne savent pas s'arrêter. Leur cerveau ne se contrôle plus, et ils peuvent céder à un délire de gestes ou de mots qui généralement se termine par une punition !

Les gestes de l'approche amoureuse

Dans l'approche amoureuse, les enjeux sont terribles. Dans tous les cas, le problème est toujours le même : lui ou elle joue une partie de poker. Qui va oser faire le premier pas ? Que faire pour ne pas perdre la face en cas de refus ? Comment savoir si oui ou non il (elle) est consentant(e) ?

Dans la rue

Ce qui est intéressant dans ce type de situation, ce sont les amoureux qui ne se sont pas encore déclarés et qui marchent côte à côte dans la rue. Lui ne sait que faire de ses bras ; de temps en temps, il met une main dans sa poche ou fait de grands gestes. Les choses sont plus simples s'il tient un vélo ou un parapluie dans ses mains.

Et je ne parle pas seulement des adolescents ! Ces gestes sont également vrais pour les adultes. Combien de fois ai-je observé ces futurs amoureux à la faculté ou dans des séminaires de direction, se tenir côte à côte, marchant lentement pour ne pas arriver trop vite à destination. Ils se disent souvent des niaiseries sérieuses. Leur gorge est sèche. Alors que lui ne sait pas où mettre ses mains, elle joue avec les siennes en les balançant d'avant en arrière, ou alors elle croise les bras sous sa poitrine pour faire plus sérieux ! Elle peut aussi faire comme si elle sautillait, lançant un pied puis l'autre en l'air et shootant dans des cailloux invisibles. En fait, le problème est simple : elle attend que ce grand idiot fasse le premier pas, soit qu'il la prenne par la main ou le bras, soit qu'il l'embrasse. Lui est prudent, il ne sait pas si dans cette histoire il ne va pas recevoir une paire de gifles et perdre la face ! Il s'agit là d'une sorte de danse nuptiale où il va décoder tous les gestes, toutes les mimiques de celle qu'il convoite pour savoir s'il peut ou non « conclure ».

Le verbatim n'a pas beaucoup d'importance ici. Souvent, il s'arrête, alors elle doit aussi s'arrêter et se tourner vers lui. C'est pour lui le moment et le moyen d'être certain qu'elle est consentante. En arrêtant la marche, il peut se rapprocher d'elle et passer à l'action. Il commencera par la prendre par la main, puis les choses se dérouleront tout à fait spontanément.

Dans le canapé

La scène peut également se présenter dans la position assise ! Elle et lui, pour une raison ou pour une autre, se trouvent dans la même pièce sans témoin. Elle est bien calée dans le coin du canapé, les jambes repliées sous elle. Elle se touche ou se caresse généralement le pied, soit au niveau de la cheville, soit au niveau de la chaussure. L'autre main est posée sur le dossier du canapé. Ce signe, qui traduit l'attente, est plutôt encourageant pour le garçon.

Lui est au centre du canapé, les jambes légèrement ouvertes et tournées vers elle. Son buste est penché dans sa direction. Il fait peu de gestes avec ses mains, qui reposent sur ses avant-bras appuyés sur les genoux. Tout se passe dans les mimiques de son visage. Il a un sourire ardent ! Il fait surtout attention à ce que sa camarade ne se rétracte pas. Il doit la mettre en confiance, et pour cela il va utiliser ses yeux. Les mains doivent rester neutres, sinon elles peuvent tout gâcher.

Elle, si elle consent, va avoir un mouvement de la main qui se trouve sur le canapé. Ce mouvement est essentiel pour comprendre ses intentions : si elle tapote le dossier du canapé, c'est qu'elle s'ennuie et pense « courage ». Si, au contraire, elle le caresse en regardant parfois sa main, c'est que son camarade n'a rien compris et qu'elle pense « je suis d'accord ». Elle peut aussi, toujours dans le fond du canapé, avoir les bras croisés sur l'estomac. C'est un geste moins favorable qui montre qu'elle réfléchit.

Dans tous les cas, c'est la distance entre les deux corps qui constitue l'obstacle. Si l'homme est trop loin, il va devoir se pencher pour l'embrasser, auquel cas elle peut prendre peur. Il ne lui reste donc que deux solutions : soit se rapprocher tout doucement, soit lui prendre la main et la tirer légèrement vers lui. Il se rendra alors compte de la résistance qu'elle risque de lui opposer. Mais attention : elle peut résister quelques secondes puis se laisser aller. Il ne faut donc pas conclure trop vite qu'elle n'est pas d'accord si elle résiste un peu.

Un autre cas de figure est possible si l'homme s'avère timide et la femme décidée : elle peut occuper le centre du canapé alors que lui sera au bord. Elle aura alors les jambes croisées en oblique, les bras légèrement appuyés sur ses avant-cuisses. En fait, c'est elle qui demande. Il ne lui reste plus qu'à s'approcher pour parvenir à ses fins.

Si les deux protagonistes sont au milieu du canapé, les choses vont aller très vite, car ils sont presque côte à côte et rien n'empêche l'étreinte.

En public

Si la scène se passe en public, dans une soirée par exemple, le coup du chuchotement dans l'oreille est toujours favorable. L'homme peut sans danger se rapprocher du visage de la femme et réciproquement. Si les épaules et les avant-bras se touchent et que la femme a les jambes serrées, légèrement inclinées du côté inverse de l'homme, le signal est clair : elle est d'accord !

Dans la voiture

L'épreuve de la voiture est probablement la plus difficile. Les deux futurs amants sont dans la voiture, ils arrivent chez elle ou chez lui, et là, il ne reste que quelques minutes pour se décider. Comment savoir si l'homme peut tenter d'embrasser la femme, ou comment la femme peut-elle signaler à l'homme qu'elle est d'accord ? Tout d'abord, observons.

Si c'est lui qui conduit, elle va s'adosser contre la portière et prendre un certain recul, soit pour se protéger, soit pour mieux voir la scène. Si sa tête est penchée vers l'avant, appuyée contre la vitre, c'est un signe très encourageant. En revanche, si la femme ne s'adosse pas au dossier du siège et si elle se tient très droite, il faut faire très attention, elle est loin d'être consentante.

Elle peut aussi avoir la tête renversée sur l'appuie-tête de la voiture, les genoux vers le chauffeur. Cela est aussi un signe encourageant, sauf à dire qu'elle ne sait pas encore quel parti prendre dans cette affaire.

Il faut maintenant se concentrer sur les gestes des mains : si les mains de la femme ne bougent pas, si elle n'étend pas ses doigts sur le siège, si elle ne se touche pas l'avant-bras, le risque est grand qu'elle ne soit pas d'accord. En revanche, si elle joue avec sa bague, si elle se regarde les mains, ou, mieux, si elle caresse la voiture, sa jupe, son pantalon, son avant-bras avec ses doigts, elle est probablement consentante. Pour l'homme, la meilleure solution est de prendre la main de sa future compagne au moment où il conduit encore. Elle la retirera ou la laissera ! Dans tous les cas, elle fera attention à la route. C'est alors qu'il faudra s'arrêter.

Si c'est la femme qui conduit, l'homme est généralement adossé à la portière, le dos bien appuyé. Elle va jouer avec ses mains, ce qui va l'hypnotiser. C'est avec son regard qu'elle va lui exprimer son accord ou son désir. Un bref regard suivi d'un mouvement qui la conduit à s'adosser au siège ou à s'appuyer contre la portière, les mains toujours au volant, sont le signal tant attendu.

Lors d'un dîner

Observez les dîners en ville. L'homme et la femme vont avoir leurs regards qui se croisent. Ils se plaisent et viennent de se communiquer une première série d'informations. Ils ne sont pas proches l'un de l'autre, il y a quelques convives entre eux. Elle va lui signaler son intérêt par toute une série de gestes : elle peut par exemple se repousser sur sa chaise, parler à son voisin le plus proche en regardant fixement le nouvel élu de son cœur. Elle peut jouer avec ses mains et faire des boulettes de pain tout en caressant les couverts avec ses doigts. En mangeant, elle ne va pas le quitter des yeux et porter ses aliments très lentement à sa bouche en mettant ses mains en évidence. Elle peut aussi porter un verre à sa bouche, là encore en ne le quittant pas des yeux. Enfin, au dessert, elle peut engouffrer ses mains dans ses cheveux, les passer derrière sa tête et faire virevolter sa chevelure comme un lion avec sa crinière. Après, elle se caressera les avant-bras, un coude posé sur la table.

Lui, bien sûr, la regarde, mais par en dessous. Il joue avec son couteau et étale par moment ses mains sur la table. Lui aussi peut faire des boulettes de mie de pain. Il mettra quelquefois ses mains en triangle devant sa bouche (coudes sur la table) et se tapotera les doigts les uns contre les autres (les deux majeurs ou les annulaires).

Les gestes mous ou avortés

Parfois, nous sourions du bout des lèvres. Un ami raconte une histoire qui déclenche l'hilarité générale, et inconsciemment, nous sourions juste un peu, comme si l'histoire ne nous plaisait pas, ou mieux, celui qui la raconte.

Ce sourire figé du bout des lèvres est souvent le signe d'une discordance entre ce que nous sommes ou l'image que nous avons de nous-mêmes et le milieu dans lequel nous nous trouvons. Une sorte de gêne s'empare de nous et notre gestuelle s'en trouve paralysée, voire avortée.

Lorsque la gestuelle peut tout faire rater

L'une de mes amies était fort amoureuse d'un garçon brillant, mais qui était issu d'un milieu très différent du sien. Bien que tous deux ingénieurs, l'un venait d'un milieu ouvrier d'émigrés portugais alors que l'autre, elle en l'occurrence, venait d'une famille aisée bien française. Par nature, elle était gaie et pleine d'humour. Avant de se marier, ils décidèrent, comme il se doit, de rendre visite aux deux familles respectives afin de faire plus ample connaissance. Elle, si enjouée et capable de s'adapter à toutes les situations, fit une piètre prestation devant ses futurs beaux-parents. Prestation qui faillit bien compromettre le mariage ! Intérieurement gelée, elle n'était pas capable de sourire pleinement et de donner libre cours à sa gentillesse naturelle. Les parents du jeune homme furent tristes et vexés de voir leur future belle-fille les snober et se comporter comme une pimbêche ! Il ne s'agissait évidemment pas de cela, mais la différence de milieu l'embarrassait et lui ôtait une partie de ses moyens.

Ce genre de situation n'est pas rare. Regardez ce nouveau P-DG qui vient d'être nommé et qui doit parler au réseau des revendeurs des produits de sa firme ; regardez ce nouveau sous-préfet tout droit sorti de l'ENA qui doit parler à des immigrés africains lors de leur réunion d'association de défense ! Ce sont tous des hommes intelligents qui ont très probablement du cœur ! Cependant, ils ne satisfont pas leur auditoire respectif parce qu'ils sont pétrifiés et que leur gestuelle, leur sourire avortent par manque de capacité d'adaptabilité.

Quand Valéry Giscard d'Estaing parle aux Français...

L'exemple de Valéry Giscard d'Estaing est intéressant à plusieurs titres. Lorsqu'il était président de la République, il aimait prendre son petit-déjeuner avec les éboueurs ou aller dîner chez des familles représentant la France profonde. L'intérêt n'était pas d'observer le Président mais bien ceux qu'il invitait ou ceux chez qui il était invité. Ces braves personnes étaient terrorisées et ne savaient que faire devant cet homme si intelligent et si puissant. Leurs gestes naturels étaient complètement avortés. Ils s'auto-sanctionnaient. Plus rien n'était naturel.

Les gestes exagérés

« Il en fait trop ! » C'est ce que l'on entend souvent au sujet de notre patron, de notre ami ou de notre voisine. Le geste exagéré est l'inverse du geste avorté. Dans le cas du geste avorté, nous nous sentons gelés parce que nous percevons une trop grande différence entre nous et le milieu dans lequel nous sommes plongés. Dans le cas du geste exagéré, c'est l'inverse : nous voulons montrer que nous ne sommes en rien impressionnés par le milieu dans lequel on se trouve. Nous parlons fort, nous faisons de grands gestes pour marquer notre territoire et affirmer notre personnalité et notre identité.

On observe souvent ce type de comportements dans de très bons restaurants figurant dans le guide Michelin. Là, alors que les convives savourent religieusement et dans un silence feutré le fameux plat du chef, il y a parfois à une table deux ou trois clients qui ne respectent pas les codes et qui rient aux éclats,

parlant fort comme pour choquer ceux qui les regardent furtive-
ment sous leurs lunettes et qui semblent plus gênés que furieux.
Le maître d'hôtel et le sommelier sont dans leurs petits souliers.
Ils n'osent rien dire à ces clients, mais ils se sentent atteints dans
leur dignité de spécialistes d'un établissement renommé.

La question est alors de savoir si ces convives impolis le sont par
manque de culture ou par l'envie de se comporter comme des
éléphants dans un magasin de porcelaine. De fait, il y a un peu
des deux… Dans ce cas précis, les sujets se sentent décalés par
rapport à leur culture et à l'univers auquel ils appartiennent. En
réaction, pour se donner bonne mine, ils s'emploient à montrer
qu'ils ne sont impressionnés ni par le cadre, ni par la carte, ni par
le prix souvent exorbitant des mets ! Mais il est vrai aussi qu'en
parlant fort, ils se donnent du courage. En voyant la tête
médusée des autres convives, ils ont l'envie soudaine de rejeter
ce milieu et de terroriser les gens par leurs gestes décalés.

Les gestes exagérés ont aussi une autre signification. Observez,
dans un aéroport, les hommes d'affaires avec leur téléphone
portable : certains parlent vraiment très fort. Ils font des gestes
dans tous les sens avec leur main libre. Souvent, ils vont même
jusqu'à se toucher les parties génitales en mettant directement la
main libre dans leur poche et en gesticulant pour décoincer leur
slip. Ces comportements sont exagérés parce que les individus
ne tiennent tout simplement pas compte de leur environnement.
Non seulement ce sont des mal élevés, mais surtout ce sont des
personnes qui ne se préoccupent que d'elles et sont des sortes de
monsieur ou de madame sans gène !

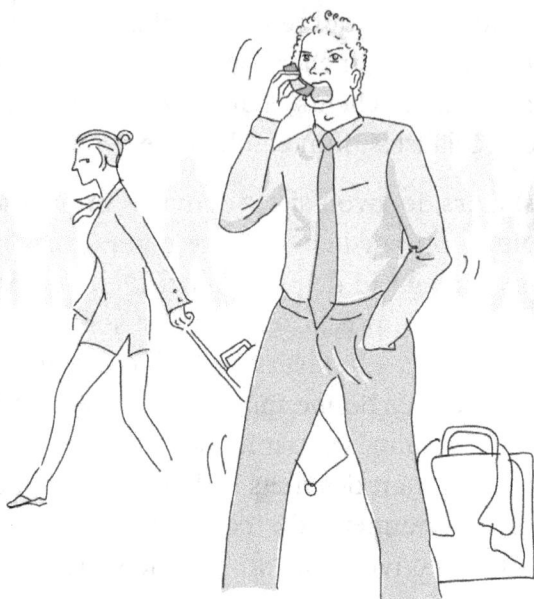

Les gestes snob

Le snob se défini comme la personne qui affecte et admire les manières et les opinions qui sont en vogue dans les milieux qui passent pour distingués, et qui méprise tout ce qui n'est pas issu de ces milieux. Pour la plupart d'entre nous, le snob, c'est le bêcheur, le cabotin, le mondain, le pauseur, le vaniteux ! Il nous suffit de prononcer le mot « snob », et immédiatement nous viennent à l'esprit des images de personnes qui, par leurs gestes précieux, hautains et ridicules, nous font rire.

C'est l'étymologie du terme « snob » qui renseigne le mieux sur la gestuelle de ces individus. Deux explications sont généralement avancées pour expliquer d'où vient ce mot.

Pour certains, le mot prend naissance dans la très célèbre et huppée université de Cambridge. C'est là que se retrouvaient tous les nobles d'Angleterre pour étudier. Comme les Anglais sont démocrates, les fils de commerçants ou de fermiers pouvaient aussi étudier dans cette grande maison, mais sous leurs noms était marqué « SNOB » (du latin *Sine NOBilitas*, c'est-à-dire « sans titre de noblesse »).

Pour ceux qui préfèrent les définitions du *Petit Robert*, ce mot serait apparu en 1857 avec le livre *The Book of Snobs* (1848) d'un certain William Thackeray[1]. En 1796, ce mot désignait, à l'université de Cambridge, une personne n'appartenant pas à ce monde. Par extension, il a ensuite désigné une personne « de basse condition » qui cherche à se conformer, sans goût ni sens critique, à toute mode hors de sa classe.

Mais peu importe l'origine du mot, le ou la snob utilise des gestes et des mimiques très particuliers. Il ne s'agit pas à proprement parler de l'imitation de telle ou telle personne, de tel ou tel geste, mais bien plutôt de l'imitation d'un monde supérieur qui, de fait, n'existe pas. On comprend, dans ces conditions, que le snob fasse des gestes métaphoriques et iconiques en veux-tu en voilà, sans que l'on puisse très exactement comprendre ce qu'ils signifient. Dans l'image mentale du snob, il y a des repères et des fantasmes que lui seul est capable d'interpréter. Rien de tel que d'aller voir *les Précieuses ridicules* de Molière à la Comédie française pour repérer les propos, les intonations de la voix et les gestes des snobs.

1. William Makepeace Thackeray, *The Book of Snob*, Wildside Press, 2004.

Les gestes de défense de son territoire

Il est une épreuve que j'impose toujours à ceux que je rencontre et que je veux mieux connaître : je les invite généralement dans un très bon restaurant chinois et je fais en sorte de commander des plats très différents de ceux qu'ils ont choisi ; dès que les hors-d'œuvre arrivent, je propose de partager et de prendre un peu de ce que les uns et les autres ont commandé ; là, je regarde les mimiques et les gestes de chacun. On constate alors qu'il y a deux types d'individus : les *givers* et les *takers*.

Les *givers* sont des gens qui n'ont pas de territoire à proprement parler. Ils sont d'accord pour mélanger les plats et faire des expériences. Peu importe ce qu'ils ont commandé. C'est l'instant et l'ambiance qui les intéressent. Ils sont prêts à donner ce qu'ils ont choisi. Quand je leur propose d'échanger, ils font un « oui » de la tête et regardent tous les plats pour voir où ils vont piocher. Généralement, ils arborent un large sourire au simple fait de partager quelque chose dans cette situation. Ils tiennent leurs baguettes vers le haut et sont prêts à piocher ! Aucun geste ne montre leur hostilité ou leur retenue à cette idée originale et inattendue.

Les *takers*, quant à eux, froncent les sourcils. Ils ont l'air surpris et attristés. Leurs yeux ronds montrent qu'il leur en coûte de partager leur bœuf aux oignons ou leurs crevettes piquantes. Leur regard médusé suit à la trace le morceau de leur plat qui atterrit dans le bol de riz des autres. Généralement, ils ne piochent pas dans les autres plats et ne cherchent pas à participer à la petite fête improvisée. Ils tiennent leurs baguettes vers le bas et vont parfois jusqu'à les agiter nerveusement pour passer leurs nerfs.

118

Un *taker* peut être un très bon ami à condition qu'on ne lui demande pas de laisser les autres pénétrer dans son territoire.

Le test du wagon-lit

Un de mes bons amis, président et fondateur d'une très grande entreprise dont la marque est l'une des fiertés de notre patrimoine économique, me confiait que pour recruter des cadres de haut niveau, il les invitait à le rejoindre le soir en gare de Lyon afin de faire avec eux un long voyage en wagon-lit. Le train partait, ils allaient au wagon-restaurant puis rejoignaient ensuite leur couchette double. Là, il proposait au futur cadre de choisir la couchette du haut ou celle du bas, et observait comment ce dernier gérait la situation plutôt délicate de se déshabiller, de se mettre au lit, puis le matin de se laver, de se raser, etc. Il observait les gestes de son futur collaborateur, sa façon de vivre en communauté, et surtout la manière dont il organisait son territoire. Si le futur cadre restait dans son lit sans bouger et se comportait comme un séminariste face à son évêque, il en déduisait que l'homme était vite écrasé par la hiérarchie et ne savait pas préserver son territoire. A contrario, si l'homme pouvait montrer qu'il savait se sortir de cette situation délicate en restant lui-même et en marquant son territoire, il en concluait que l'homme avait la personnalité pour affronter toutes les situations difficiles tout en restant maître de sa destinée et des événements.

En fait, il y a trois types de territoires : le tribal, le familial et le personnel. Chaque territoire définit un espace. Chaque espace représente une zone dans laquelle il n'est pas toujours facile de pénétrer et que souvent, pour ne pas dire toujours, nous défendons. Si notre voisin empiète sur notre territoire, nous allons réagir soit en appelant les gendarmes pour qu'ils rétablissent l'ordre, soit en le lui faisant comprendre par nos gestes, notre ton de voix et nos mots. Par exemple, nous allons montrer par des gestes violents que nous n'acceptons aucune intrusion dans notre territoire, ou, au contraire, par des gestes de paix, nous demandons poliment à l'intrus de faire marche arrière avant que les choses ne s'enveniment.

Si à table, au bureau ou dans l'avion, le voisin s'étale et se répand dans l'espace qui est le nôtre, ceci va déclencher une succession de gestes et de mimiques qui vont en dire long sur notre personnalité. La personne de nature agressive va redresser le tronc, faire des gestes brusques et désordonnés qui vont donner des allures simiesques au visage et qui correspondent à un mental en ébullition. Il va se comporter un peu comme le font les grands singes lorsqu'ils tapent le sol et bougent la tête pour faire peur à l'ennemi. La personne maître de ses émotions va ralentir ses gestes, regarder son voisin impoli calmement, tranquillement, pour lui faire comprendre qu'il est résolu à garder son territoire rien que pour lui. Bien sûr, il y a aussi le peureux ou celui qui ne veut pas d'ennuis, qui va céder en accrochant un sourire triste à son visage et en se recroquevillant sur lui-même.

Il faut aussi observer les gestes de ces sans-gêne qui, consciemment ou non, gagnent du terrain sur le vôtre. D'ailleurs, dans votre lit, avec votre compagne ou votre compagnon, avez-vous votre côté, votre partie, votre territoire, ou au contraire estimez-vous que le lit appartient aux deux et que la notion de territoire est superflue ? Ne répondez pas tout de suite. Si vous vous aimez à la folie, il n'y a pas de territoire ; si vous vous aimez un peu, il y a des limites à ne pas dépasser ; si vous ne vous aimez plus, il y a un territoire, et malheur à celui qui tirera la couverture vers lui !

Si vous faites le test du restaurant chinois et de la place dans le lit, vous en saurez beaucoup sur votre futur compagnon ou compagne.

Les gestes d'isolement et de défense

Les bras croisés

Quand nous nous sentons agressés, ennuyés par un tiers, nous avons souvent des gestes barrières. Lorsqu'une femme, par exemple, trouve que le collègue avec qui elle partage le bureau devient trop entreprenant, il n'est pas rare de la voir croiser les bras, prendre ses avant-bras par les mains (le gauche avec la main droite, le droit avec la main gauche) puis serrer très fort (ce qui se constate en regardant la crispation des doigts et les veines de la main) en appuyant ses bras contre son buste ! Elle se tient très droite, le menton est en avant et les yeux sont fixes, tout ronds, ne cachant pas son agacement. Ses bras croisés forment une sorte de pare-chocs. C'est le signe que son collègue ferait mieux de choisir une autre stratégie, car elle lui indique par là qu'elle ne laisse entrer aucun argument dans son cerveau.

Il faut cependant faire très attention à la position des bras croisés, car elle n'a pas toujours la même signification.

Si les bras sont croisés et que les mains ne serrent pas les avant-bras, et si l'une des mains se trouve sous l'avant-bras, il ne s'agit plus d'un geste de défense, mais au contraire d'une façon d'exprimer une attente. En d'autres termes, cela veut dire « voyons ce qu'il va dire, attendons un peu ». Parfois, on peut voir que la main qui est sous le bras touche le buste par des petites caresses lentes. C'est le signe d'une attente dubitative. On retrouve cette position avec cette fois la main droite qui monte à la bouche de temps en temps : cela signifie la même chose que précédemment !

Si les bras sont croisés, les mains touchant le buste, les pouces verticaux biens placés dans le creux des aisselles, le message est clair : cela veut simplement dire « attendons, on verra ». C'est parfois le geste de celui qui attend résolument une information sur un événement difficile, triste, impliquant.

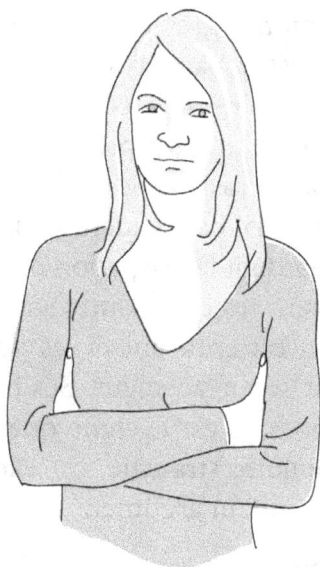

Dans tous les cas, les bras croisés signifient que l'individu est centré sur lui-même, soit dans le cas d'une situation de défense, soit dans celui de l'attente de l'action, soit dans l'observation des autres. En ce sens, les bras croisés sont une barrière à toute entrée d'information, mais aussi à toute sortie d'émotion de la part de celui qui croise les bras. Il est rare que l'on parle avec les bras croisés. On décroisera les bras pour exprimer ce que l'on pense, puis on se refermera à l'information entrante ou sortante en recroisant les bras.

Souvenez-vous de l'école ! Que dit la maîtresse ? « Bras croisés, on fait silence. » Dans cette position, les enfants mettent leur cerveau en écoute et surtout s'interdisent de faire tout autre geste. Allez dans une église et regardez la plupart des personnes qui écoutent l'homélie, les bras croisés. La question ici est de savoir s'il ne s'agit pas d'un geste appris dans l'enfance et que l'on répète parce que l'on se sent à l'école du dimanche !

Les boutons de manchettes

Souvent, les hommes qui sont en tenue de gala, en smoking, par exemple, s'en prennent à leurs boutons de manchettes pour s'isoler ou se concentrer. Le geste est simple : la main tire la chemise par en dessous en s'agrippant au bouton. L'avant-bras est plié. Le geste se répète généralement avec l'autre bouton. Ceux qui n'ont pas de boutons de manchettes tirent sur les manches de leur chemise, voire de leur pull-over. Les femmes aussi ont ces gestes, notamment avec leur sac à main qu'elle passe d'une épaule à l'autre.

La mèche de cheveux

Si vous êtes une femme et que vous ne croisez pas les bras dans une situation où vous devriez vous protéger ou vous isoler des autres, peut-être tirez-vous sur une de vos mèches de cheveux, sur votre frange, sur vos nattes, ou sur les cheveux qui se trouvent derrière votre oreille droite ou gauche. Vous lissez ces cheveux ou vous les entremêlez avec vos doigts, lentement, de haut en bas. C'est le signe que vous réfléchissez profondément. Vous êtes ailleurs.

Bien sûr, il ne faut pas se tromper ! Vous pouvez tripoter vos cheveux de façon très érotique. Mais là, c'est votre regard et la façon dont vous remuez les lèvres qui indiquent que vous n'êtes pas dans un cas de réflexion.

Les gestes de l'insulte ou du désintéressement

Parfois, lorsque nous sommes confrontés à une personne avec laquelle nous n'avons pas forcément de bonnes relations, nous nous sentons insultés par cette dernière. De même, lorsqu'à notre tour nous n'apprécions pas un voisin, un collègue ou l'amie d'une amie, nous savons le lui faire comprendre en lui envoyant des signaux dits « d'insulte ». Le geste le plus épouvantable qui soit est le faux bâillement : l'individu inintéressant parle, alors que l'autre le regarde, porte la main à sa bouche, la paume vers l'interlocuteur, et baille en levant la tête et en tapotant sa bouche du bout des doigts. C'est là une insulte totale ! Cela veut dire : « Mon pauvre ami, dieu que je vous prends pour un moins que rien. »

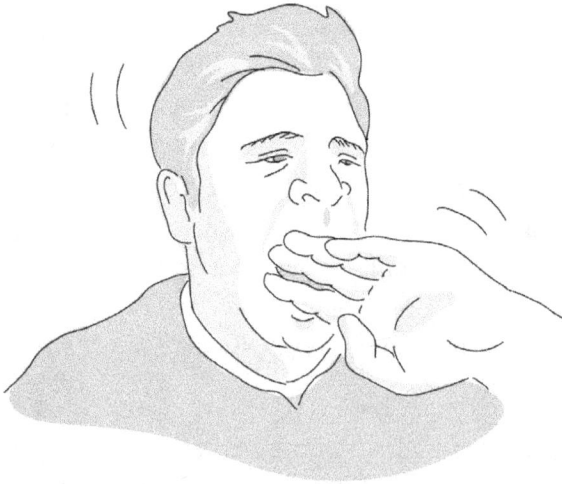

Parfois, on se trouvera devant un individu qui fera semblant de nous écouter en accompagnant son regard de quelques petits sourires très figés, avec des yeux qui nous fixent sans nous voir. Cela n'est pas à proprement parler une insulte, mais c'est un désintéressement évident à la cause que nous défendons ou à nos propos. C'est le fameux sourire poli de circonstance qui souligne le désintéressement total.

J'observe souvent, dans les relations avec l'administration, certains préfets qui reçoivent des maires à propos d'un problème d'urbanisme et qui regardent avec de fréquents petits sourires ces pauvres bougres essayer de convaincre cette autorité de la République qu'il faut agir, ce qu'au fond de lui-même le préfet s'interdit de faire.

On retrouve aussi ces petits sourires polis dans les actes de vente : le client ne veut pas acheter, mais il fait semblant d'écouter et ponctue son ennui par des sourires qui ne constituent en aucun cas un encouragement pour le vendeur.

Ce désintéressement peut aussi s'exprimer par des mouvements de la tête et du cou. Pendant que le vendeur ou le collaborateur parle, le client ou le chef n'arrête pas de faire bouger sa tête de droite à gauche, comme s'il était dans une séance de kinésithérapie. Des visiteurs médicaux me signalent souvent ce comportement chez les médecins. Le décodage du message est simple : le médecin n'est en aucune façon intéressé par ce que dit son interlocuteur. Il attend simplement que ce dernier termine son exposé.

À ces gestes s'ajoutent des mimiques du visage comme la pliure de la bouche. Celui qui n'est pas intéressé par vos propos va serrer sa bouche, la plier et faire une grimace avec ses joues. Il peut aussi, pendant que vous parlez, se gratter la lunule des pouces avec son index. Bien évidemment, en réunion, il peut vous envoyer le signal de vous taire en ouvrant et en fermant ses doigts comme un claquoir. C'est le fameux « la ferme ». Si, lorsque vous prenez la parole en groupe, celui qui dirige la réunion regarde votre collègue en faisant un petit geste de balayette avec les doigts de la main suspendue en l'air dans votre direction, un bon conseil : changez de service ou de société. Vous comptez pour du beurre.

Chapitre 3

La fonction des gestes

Où avons-nous appris tous les gestes que nous utilisons ?
Personne ne le sait au juste. Peut-être lorsque nous ne parlions
pas encore ? Peut-être que cela nous vient du fait que nous
imitions nos aînés lorsque nous étions enfants ? Tout cela est
possible ! La seule chose dont nous soyons certains et que nous
pouvons vérifier, c'est que, dans une situation donnée, nous
faisons tous, jeunes, vieux, hommes, femmes, Européens,
Chinois, Africains, les mêmes gestes.

L'impérieux besoin d'exprimer ses sentiments

Faites le test suivant : écrivez sur un papier « il va pleuvoir
dimanche. » Donnez maintenant ce texte à lire à des amis en
leur demandant d'imaginer que ce fameux dimanche est juste-
ment le jour où ils ont invité leurs amis et voisins à un super
barbecue pour l'anniversaire du petit dernier. Écoutez le ton de
leur voix et observez leurs gestes et les mimiques de leur visage.

- *Le ton de la voix* sera triste et laissera sous-entendre le dépit.
  Le mot « dimanche » sera prononcé lentement, longuement,

et finira dans une consonance accentuant le « che » de dimanche.

- *Les mains et les bras* : ils vont probablement lever leurs bras en l'air et les laisser retomber rapidement le long des jambes comme s'ils étaient las, fatigués, désespérés. Les mains seront sans vie. Il y aura peut-être un haussement d'épaules. Ce sont des gestes métaphoriques. Ils traduisent une image mal définie dans le cerveau de vos amis. Bien sûr, en fonction de leur personnalité et de l'importance pour eux de ce dimanche, les gestes auront plus ou moins d'amplitude, seront plus ou moins rapides et saccadés ! Mais ils seront de même nature !

- *Les yeux* seront tristes et les sourcils auront probablement une forme de chapeau chinois. La tête sera penchée. Vos amis, qui ne sont pas des comédiens, vont immédiatement et automatiquement utiliser les mêmes mimiques du visage pour traduire leurs sentiments, leurs émotions.

Demandez maintenant à un autre groupe d'amis de lire le texte sans faire de gestes, et observez bien les mimiques de leur visage. Pour être certain qu'il n'y aura pas de gestes, liez les mains des speakers dans le dos.

En les observant lire le texte, vous constaterez que certains de vos amis ont du mal à lire. C'est ce que nous avons pu comprendre dans les chapitres précédents, à propos de la liaison entre le cerveau et la recherche de mots dans notre dictionnaire cérébral. Mais surtout, vous allez pouvoir observer qu'ils en rajoutent au niveau de leurs mimiques. Leur visage exprimera une très grande tristesse. Ils vont le mouvoir dans tous les sens, faire des pauses dans leur lecture et appuyer ces silences par des haussements d'épaules et un jeu particulier des yeux, qui s'ouvriront et se fermeront au fur et à mesure que naît la tristesse. Au passage, vous pourrez noter l'aptitude de vos amis à imaginer, à jouer un rôle, et, en quelque sorte, à mentir.

Cette première expérience montre que si nous faisons tous les mêmes gestes, nous les faisons plus ou moins bien, avec plus ou moins d'exactitude et d'authenticité.

Je propose souvent dans des situations d'entretien d'embauche de faire lire un texte se rapprochant du métier pour lequel la personne postule, et ensuite de lui demander de jouer la scène. On se rend immédiatement compte de sa capacité à imaginer, à trouver les bons gestes et les bonnes mimiques. Dans le cadre des emplois de manager ou de vendeur, le test est redoutable : la personnalité du candidat vous saute aux yeux. Finalement, ce n'est pas autre chose que le fameux casting que l'on fait passer aux prétendants à un rôle dans un film.

L'importance de la gestuelle chez les acteurs

J'ai eu l'occasion de faire ces expériences avec des acteurs professionnels. Il est certain que leurs gestes sont plus purs, plus exacts. Pour autant, ils ne sont pas différents. L'acteur, pour faire les gestes qui conviennent, se doit d'imaginer la scène et se fondre dans le personnage qu'il incarne. Il doit, par exemple, se prendre pour la mère de famille qui a tout préparé et qui se fait une fête de recevoir ses amis. À cet égard, le metteur en scène Claude Lelouch m'expliquait que son travail consistait à donner à ses acteurs le type de non-verbal qu'ils devaient avoir pour jouer la scène comme il l'imaginait. J'ai aussi travaillé avec une jeune actrice, Élodie Navarre, qui devait incarner le rôle d'une pianiste alors qu'elle ne savait pas jouer de cet instrument. Lorsque j'ai vu le film, j'ai été surpris par la justesse de son jeu : elle s'était fondue dans le personnage tant et si bien qu'elle vivait à proprement parler comme son personnage.

A *contrario*, le président des États-Unis Ronald Reagan, qui avait pourtant une très belle voix, ne fut jamais un grand acteur. Son non-verbal n'était pas à la hauteur : il jouait faux ; ses gestes et ses mimiques étaient très décalés par rapport à sa belle voix. En fait, on imaginait autre chose de lui. Cela ne l'a pas empêché de devenir un grand président.

Continuons l'expérience ! Demandez à vos amis de lire le même texte, en imaginant cette fois qu'avec la pluie, la belle-mère avec laquelle ils n'ont pas de très bonnes relations ne pourra pas venir déjeuner. Vous pourrez aussitôt observer les traits suivants :

- *La voix* : le ton est plus enjoué. Le mot « dimanche » sera prononcé de telle façon qu'il paraîtra plus bref que dans le cas précédent.

- *Le visage et les mains* : les visages laisseront apparaître un rictus de plaisir. Les mains monteront au ciel, les paumes vers le haut et les doigts peu tendus, les épaules relevées comme pour dire « ce n'est pas ma faute ».

Vous aurez compris, à travers ces gestes et ce ton de voix, le sentiment de vos amis à l'endroit de leur belle-mère et leur joie de ne pas la voir.

Encore une fois, vos amis n'étaient pas préparés à cet exercice, et pourtant ils ont adopté le même ton de voix et les mêmes gestes naturellement, sans effort. Les gestes sont apparus spontanément comme si vos amis avaient déjà vécu ces deux situations ! Que s'est-il passé dans leur cerveau ? Comment l'ordre a-t-il été donné aux muscles du visage et des mains ? Comment les cordes vocales se sont-elles mises à vibrer, dans un cas à partir d'harmoniques mineures (tristesse d'un barbecue gâché), dans l'autre, d'harmoniques majeures (joie de ne pas avoir la corvée de recevoir la belle-mère) ?

Ce sont des questions dont nous ne connaissons pas parfaitement les réponses ! Pour l'instant, constatons simplement que les gestes et les mimiques se sont avérés être le seul moyen dont vos amis disposaient pour exprimer leur ressenti par rapport à deux situations très différentes. D'un côté, la pluie qui gâche tout, de l'autre, la pluie qui apporte la joie. Sans gestes, sans tons de voix, nous n'aurions pas compris ces états d'âme, ces joies ou ces souffrances. Quoi qu'il en soit, vos amis ont utilisé involontairement mais simultanément et de façon synchrone les quatre moyens dont ils disposaient pour nous renseigner : le texte, la voix, les gestes et les mimiques du visage.

Dans cette expérience, nous avons montré que face à certaines émotions (en l'occurrence la tristesse et la joie), nous utilisons les mêmes gestes, bien qu'à des degrés différents selon notre rapport à l'événement. Si l'on peut répéter cette expérience à différentes latitudes et dans plusieurs langues, et si nous observons toujours les mêmes résultats, nous aurons démontré que les humains ont un seul langage non verbal et qu'ils parlent en fait la même langue des gestes dans des occasions très précises. Cela est très encourageant pour ceux qui ont la tâche ou la marotte de décoder les gestes.

La nécessité d'informer

Continuons l'expérience : écrivez sur un papier « le train part dans moins d'une heure ». Demandez maintenant à un ami de lire ce texte en imaginant qu'il donne cette information à une personne qui est en retard et qui va manquer le train si elle ne se presse pas.

- *Le ton de la voix* : votre ami va automatiquement lire cette phrase en accélérant ses paroles et en insistant sur les mots « train » et « heure ». C'est surtout le « t » de train qui va être renforcé par un ton de voix sec et dur.

- *Les bras et les mains* : en même temps que la parole s'exprime, les avant-bras vont se déplier rapidement, comme si celui qui parle jetait quelque chose à la face de l'autre. Les mains seront violemment lancées en avant, poings fermés, et se déplieront brusquement.

- *Le visage* : c'est au niveau du visage que les choses intéressantes vont s'exprimer. Les sourcils seront crispés, froncés ! Un rictus de douleur apparaîtra et contractera les zygomatiques.

Encore une fois, votre ami n'est pas un acteur professionnel, mais son cerveau a compris qu'il avait besoin, pour faire passer le message d'urgence, d'un certain ton de la voix et de gestes très particuliers des bras et des mains. Son buste sera penché en avant, la tête plus basse qu'à l'accoutumée. Ici, votre ami doit informer son interlocuteur. S'il a pris conscience que ce dernier risque de manquer son train et que cela aura des conséquences importantes pour son futur, il va utiliser un non-verbal basé sur des gestes métaphoriques exprimant l'orage, le désespoir, etc.

Recommencez l'expérience avec le même ami en lui demandant de lire la phrase et d'exprimer, cette fois, l'idée que celui à qui l'on s'adresse et qui doit prendre le train a tout son temps et qu'il ne doit pas s'affoler.

- *Le ton de la voix* : immédiatement, le rythme et le ton de la voix vont être différents. Votre ami va parler lentement. Le ton de sa voix va être plus prononcé dans les graves.

- *Les mains* : il va lever sa main droite lentement jusqu'à hauteur des épaules, et la laisser retomber doucement. Les mains ne seront pas contractées comme dans le cas précédent. Les paumes des mains seront orientées verticalement. Si votre ami utilise ses deux mains, on observera une parfaite symétrie dans les gestes. Les deux mains se feront face. La main droite sera plus haute que la main gauche. Bien sûr, en fonction des individus, ces gestes peuvent varier. Cela étant, ils seront toujours dans les mêmes harmoniques.

- *Le visage* : la bouche fait une moue qui laisse les lèvres entrouvertes en forme ovale. Les joues se creusent. Les yeux sont grands ouverts, regardant vers le ciel.

Ici encore, les gestes ont transmis une information importante à celui qui doit prendre le train. Votre ami ne traduit pas ses émotions, mais il utilise des gestes et des mimiques pour donner un sens d'actualité à l'information qu'il veut faire passer.

Pour informer, là encore, nous utilisons les mêmes gestes. Tout d'abord, nous allons préciser l'importance de l'information pour le sujet auquel nous nous adressons. Ceci se fait par les gestes de nos bras. Comme nous n'avons pas d'image mentale à communiquer, nous n'utilisons pas de gestes iconiques. En revanche, nous utilisons des gestes métaphoriques. Plus nous imaginons que l'information est essentielle à la survie du sujet, plus nous allons étendre ces gestes métaphoriques. Inversement, si l'information que nous distillons est à nos yeux moins importante pour le sujet qui nous regarde, nous allons tout simplement utiliser des gestes métaphoriques, mais avec moins d'amplitude et de fréquence.

Toutefois, les choses ne sont pas aussi simples qu'elles paraissent ! Dans l'ouvrage *La fonction persuasive*[1], Emmanuelle Danblon précise ce qu'est une argumentation. Pour elle, l'argumentation consiste à avancer une « raison » en vue de conduire l'auditoire à adopter une « conclusion » à laquelle il n'adhère pas au départ. Par exemple, elle propose la raison « il fait beau » et la conclusion « allons nous promener », ou encore « il y a des nuages » (raison), « un orage se prépare » (conclusion).

Dans la phrase que notre ami a lue (« le train part dans moins d'une heure »), nous avons fourni la raison et pas la conclusion. Ce sont nos gestes qui sont censés lui faire comprendre la conclusion. En agitant les bras, en forçant sur le « t » de train, en nous penchant et en lançant nos mains vers l'avant, nous avons décrit la conclusion qui, à notre avis, est la plus probable, à savoir le retard.

Plus intéressant encore, nous avons naturellement calé nos gestes en fonction de notre perception de la relation raison/conclusion : plus la raison est évidente, plus la conclusion est dramatique, plus nous allons donner de l'importance à notre non-verbal.

---

1. Emmanuelle Danblon, *La fonction persuasive*, Armand Colin, 2005.

Lorsqu'il y a un accident sur la route, les gendarmes ou les policiers font des gestes pour vous faire ralentir afin de vous éviter un carambolage. Le gendarme connaît la raison (l'accident). Il sait que vous le voyez ou que vous allez le découvrir rapidement, après le virage. Ses gestes sont essentiellement organisés pour vous faire prendre conscience de la conclusion. Si les gestes sont très violents (il baisse et remonte le bras très rapidement), c'est que la conclusion peut être dramatique. Au contraire, si ses gestes sont plus lents et plus amples, c'est que la conclusion n'est pas aussi dangereuse que dans le cas précédent.

Faisons relire la phrase à notre ami en insérant maintenant une raison et une conclusion dans le texte : « Le train part dans moins d'une heure, vous n'y arriverez jamais, la circulation est très dense à cette heure-là. » La raison est toujours la même (le train part dans une heure). La conclusion est maintenant évidente, c'est la densité de la circulation à cette heure-là.

Paroles : « Le train part dans une heure… »

Gestes : mains qui s'agitent en pompant l'air à l'horizontal, poing(s) fermé(s), mimiques du visage, lèvres serrées, yeux plissés en signe d'effort.

Paroles : « vous n'y arriverez jamais, la circulation est très dense à cette heure-là. »

Gestes : mains qui se lèvent au-dessus de la tête comme en signe de désespoir, mains qui se projettent vers l'avant, tête qui tourne sur l'axe du cou en allant de droite à gauche, yeux qui se ferment quand la tête fait le signe du « non ».

Ici, le non-verbal est plus marquant que dans le cas où la conclusion n'était pas explicite.

Ainsi, lorsque nous voulons analyser les gestes de celui qui veut nous donner une information, il faut prendre en compte deux cas de figure, à savoir : celui où l'informateur donne la raison et pas la conclusion ; celui où l'informateur donne la raison et la conclusion dans sa phrase.

Cette distinction nous permet de mieux comprendre les types de gestes, de mimiques et de tons de voix utilisés.

La volonté du geste

Souvent, les ministres et les présidents disent « je veux ». Pendant la campagne des présidentielles de 2007, Ségolène Royal comme Nicolas Sarkozy ne faisaient pas un discours sans dire « quand je serais président(e), je veux faire telle ou telle chose ». À chaque fois, on avait la raison et parfois la conclusion. « Quand je serais président (Nicolas Sarkozy), je veux que les enfants aillent à l'école en uniforme. » Observons cette proposition. Pour comprendre la gestuelle du candidat, il faut avoir un lien de « pertinence » entre la raison et la conclusion. Le lien de pertinence c'est, comme le souligne Emmanuelle Danblon, la représentation du monde que doit avoir celui qui reçoit l'information. La phrase de Nicolas Sarkozy ne se comprend que si l'on sait qu'il pense que l'Éducation nationale en France va mal parce qu'il n'y a plus de discipline et d'ordre dans les écoles. Lorsqu'il dit « je veux », il utilise un non-verbal qui magnifie le « je veux », mais qui n'explique pas l'importance du port de l'uniforme.

Regardez une vidéo de l'un de ses discours : il devrait, pour nous faire comprendre ce qu'il veut dire, terminer sa phrase avec un geste, les deux mains se faisant face, très rapprochées, montantes et descendantes par flexion des poignets, pour montrer la rigueur, la rigidité, l'ordre. Or, je n'ai pas observé ce geste. Cela veut probablement dire que le sujet voulait informer de sa volonté mais pas forcément du résultat attendu. Le point sur l'école ne devait être qu'un exemple dans son esprit !

Selon Emmanuelle Danblon, il y a trois moyens d'informer selon que l'on se positionne dans la magie, dans le rituel ou dans la rhétorique.

La magie

La parole magique est celle de l'oracle, du consultant ou de l'homme politique qui annonce une catastrophe, un malheur ou un grand événement comme la fin du monde, etc.

> *Paroles* : « la France est foutue », « les OGM vont nous faire mourir », « le réchauffement de la température va provoquer des cataclysmes météorologiques incroyables, inimaginables, dévastateurs, qui vont faire mourir nos civilisations », « maintenant, nous sommes dans un régime présidentiel, c'est la catastrophe », etc.
>
> *Gestes* : les gestes sont ici toujours les mêmes. À un moment donné, lorsque l'oracle annonce la catastrophe qui nous pend au nez, son bras droit fauche le vent comme la faux de la mort. Sa main monte au ciel en étant très éloignée du corps. L'autre main est accrochée au pupitre. Les deux mains peuvent aussi descendre du ciel comme si elles suivaient la pente d'un triangle. Elles s'écartent comme si elles allaient se perdre dans la mer !

Les oracles, en fait, veulent faire peur ! Le discours n'est rien à côté des gestes métaphoriques qui doivent hypnotiser le public. Dans le non-verbal de l'oracle, du magicien ou du gourou, le public doit être conquis, envoûté. Les gestes, les mimiques et le ton de la voix ne doivent donc pas contredire ce qui est annoncé.

Hollande, Bayrou, Voynet, Le Pen, Buffet... Des oracles ?

François Hollande est coutumier de ces gestes quand il parle de ce qui va se passer avec Nicolas Sarkozy ! On y voit la mer, le vent, le chaos !

François Bayrou a beaucoup utilisé ce type de présentation lors de la campagne présidentielle de 2007. Ses gestes d'oracle l'ont amené au score inattendu de près de 18 % au premier tour ! Le ton lent, la voix grave, l'expression interrogative du visage, les gestes larges des bras, les mains en avant bien ouvertes comme s'il offrait sa contribution de vérité au peuple, ont contribué à lui donner un statut auquel il ne pouvait prétendre avant les élections.

Dans le rôle d'oracles, Dominique Voynet, Jean-Marie Le Pen et Marie-George Buffet n'ont pas eu beaucoup de succès pendant ces mêmes élections. Cela tient certes au positionnement de leur parti, mais aussi à leur absence de talent et de crédibilité pour prédire le pire, c'est-à-dire Nicolas Sarkozy. Le ton de voix aigre de Dominique Voynet, ses petits gestes précipités et ses mimiques du visage ne lui ont pas donné ce qu'elle escomptait. Regardez comment elle répond aux journalistes : son regard est acide, agressif. Ses sourires sont commandés et expriment plus le dédain que la réelle amitié. Il n'y a pas de naturel dans ses gestes qui sont toujours apprêtés. Finalement, elle ne communique aucune émotion. Elle n'a pas de geste de relation ! Marie-George Buffet, quant à elle, procède par gestes plus sérieux, plus calmes. Mais là encore, son ton de voix très mécanique en fait une sorte d'oracle sans émotion. Ses gestes, bien que mesurés, ne sont ni des gestes de relation, ni des gestes métaphoriques. Elle est technique, alors qu'en réalité c'est une femme de cœur ! Il faut au parti communiste un oracle chaud et surtout pas froid.

Le rituel guerrier

Le rituel guerrier fait appel à une autre gestuelle. Ici, c'est le leader qui parle ; il doit lever sa troupe pour qu'elle avance. Il doit faire passer un courant qui galvanise le peuple. C'est le syndicaliste qui harangue les grévistes pour qu'ils cessent ou reprennent le travail. Là, il faut du poing levé sur un bras tendu bien au-dessus de la tête, pas comme le ferait un coureur cycliste qui vient de gagner une étape du tour de France, mais comme un desperado qui vient de tuer l'ennemi. Là, il faut un visage fermé, des maxillaires saillants ! Le ton de la voix doit être pathétique, les yeux de braise, le menton en avant, le corps droit. Les poings, en s'agitant, sont la marque de la volonté.

Oracles et guerriers aux élections

Remarquons que les leaders socialistes, lors de leurs élections partielles, ne se trouvaient, dans leur confrontation télévisuelle, ni en position d'oracles, ni en position de guerriers. Leurs gestes étaient quasiment inexistants, ce qui laissait sous-entendre qu'ils avaient appris leurs réponses par cœur et qu'ils n'avaient plus à chercher leurs mots dans leur dictionnaire cérébral. Cela explique peut-être que les militants aient préféré Ségolène Royal à Dominique Strauss-Kahn ou à Laurent Fabius. Elle n'a pas fait passer de message particulier, mais on avait en mémoire ses positions d'oracle et le rituel guerrier utilisé lors de meetings en province. Ni Fabius, ni Strauss-Kahn n'ont et n'auront jamais cette qualité du non-verbal du rituel guerrier.

On pourrait avancer que les élections présidentielles se sont jouées entre deux candidats ayant une très grande qualité non verbale dans la magie (oracle) et le rituel guerrier. D'un côté, Nicolas Sarkozy et Ségolène Royal dans leur rôle d'oracle et dans un rituel guerrier de très grande facture, et, de l'autre, tous les autres candidats montrant une absence de qualité du non-verbal dans le rituel guerrier comme dans le rôle d'oracle, excepté pour François Bayrou, comme il a été dit précédemment.

Il est clair que Jean-Marie Le Pen qui, pendant des années, a été l'un des meilleurs dans le non-verbal de l'oracle et du rituel guerrier, a été largement battu sur son terrain par le candidat Sarkozy. Ce dernier avait les gestes qu'il fallait aux moments opportuns, tandis que Le Pen changeait de registre, voulant se faire plus comestible qu'à l'accoutumée, et oubliait ses gestes d'antan, ses intonations et ses dénonciations qui ont fait son succès en 2002. Peut-être que ses conseillers se sont trompés et ont voulu faire de lui un « Le Pen light », ou peut-être que son âge ne donnait plus à ses gestes iconiques leur vraie force.

Bien évidemment, des esprits chagrins diront que ces analyses n'ont pas de sens et que ce sont les programmes qui ont fait voter les Français. Libre à eux de croire cela. À mon sens, c'est par le non-verbal que les choses se sont faites, mais bien sûr, ce n'est qu'un point de vue !

La rhétorique

C'est le discours classique, celui où l'on avance des idées et où l'on parle au néocortex. C'est celui des énarques ! On ne fait plus de magie, on ne tient pas des discours de rituel guerrier. Les gestes iconiques sont de mise.

La rhétorique de Jean-François Copé

L'un des spécimens les plus intéressants de ce type de discours est probablement Jean-François Copé. Cet homme politique a un discours organisé, équilibré. Lors des élections régionales de 2004 qui l'opposaient à Jean-Paul Huchon, au cours d'un meeting UMP au palais des Congrès, j'ai eu l'occasion d'analyser son non-verbal. Peu de gestes, quelques battements du bras sur le pupitre, mais en aucun cas des gestes d'oracle ou de guerrier. Tout ce qu'il pensait se lisait dans son sourire large, ses yeux malicieux, pétillants d'intelligence. Il avait toutefois, de temps à autre, une légère teinte de condescendance au coin des lèvres, vite balayée par le large sourire de celui à qui tout réussit. Son discours poli, simple et ses gestes iconiques ont conquis par leur intelligence la foule des militants présents, mais pas celle des électeurs d'Île de France !

Donner un ordre

Puisque vos amis ont si bien su exprimer leurs sentiments face à la pluie puis informer celui qui doit prendre le train, demandez maintenant à l'un d'entre eux de donner un ordre à ses enfants du type « je veux que vos chambres soient rangées et tout de suite ».

Ici, les choses vont être moins simples pour décoder les gestes !

Si votre ami est un père autoritaire qui n'accepte aucun compromis, il va dire cette phrase sur un ton fort rugueux en insistant sur le « je veux ». S'il est droitier, son bras droit va s'agiter horizontalement dans une sorte de tremblement de haut en bas (geste heurté). L'index de la main droite va d'abord être pointé sur la personne à qui il parle, puis sur les effets qu'il convient de ranger. Les sourcils seront froncés et les yeux ronds comme des billes.

Si cet ami est un père plutôt cool, il va s'exprimer de façon totalement différente. Ses mains ne seront pas menaçantes ; elles seront ouvertes, les paumes vers le ciel. L'index de la main droite ne sera pas tendu vers celui à qui on demande de ranger la chambre. On peut même voir la main droite puis la main gauche balayer l'étendue de la pièce en montrant, dans les temps d'arrêt, tel ou tel objet qu'il faudrait ranger. Ici, les gestes sont utilisés par votre ami pour traduire l'intensité et l'importance de l'ordre.

Dans le premier cas (celui du père autoritaire), on comprend que les choses doivent être faites immédiatement et que ne pas le faire serait compris comme un *casus belli*, une rébellion ! Dans le second cas (celui du père cool), on comprend, à travers les gestes, que la situation n'est pas dramatique et que l'on se situe plus sur le ton du conseil que sur celui du diktat !

Ici, nous avons pris l'exemple d'un père qui donne un ordre à ses enfants ; c'est un ordre non argumenté. Les deux parties (père et enfant) se connaissent ! Le père ne donne ni raison, ni conclusion. C'est dans le « je » et « l'immédiatement » que se situe l'information. Le non-verbal est essentiellement organisé autour de la transmission de l'autorité du père et de son image. C'est ce qui se passe dans la vie courante. Quand le gendarme nous dit « circulez », il n'argumente pas. Ses gestes ne nous informent pas. Ils sont au service de son image, comme son uniforme sert à asseoir son autorité. Il n'aura pas à faire d'effort avec ses gestes pour qu'on le prenne au sérieux. Ceci n'est peut-être pas votre cas ou celui de votre chef direct.

Le chef ou le patron qui veut donner un ordre non argumenté va produire un non-verbal calqué sur sa relation aux autres et sur son besoin d'autorité. S'il ne se sent pas pris au sérieux par celui ou ceux à qui il donne un ordre, ses gestes vont être saccadés, peut-être jusqu'à frapper la table ; il va avoir un ton de voix très différent de celui qu'il a d'habitude (plus dans les aigus). Il se tiendra généralement debout. *A contrario*, celui qui se sent reconnu n'a pas besoin de forcer ses gestes. Il peut rester assis et avoir un ton de voix calme, des gestes simples, non agressifs. À l'évidence, dans l'ordre non argumenté, la gestuelle ne se conçoit que pour donner de la force à l'émetteur si ce dernier en a besoin.

Un exemple d'autorité naturelle

J'ai le souvenir d'un jeune contremaître arrivant dans une usine où il y avait beaucoup de femmes à commander. Ce n'était pas une mission simple, surtout que ces ouvrières avaient des années d'expérience dans cette usine et plusieurs contremaîtres à leur actif. Bien que non expertes en non-verbal, elles avaient vite fait de comprendre à qui elles avaient à faire. Le jeune contremaître s'en sortit très bien : au lieu de vouloir s'imposer dès son arrivée, il demanda à voir l'encadrement qu'il prit en petit groupe. Il s'enquit des problèmes techniques et des problèmes d'absentéisme, et attendit le bon moment pour donner ses premiers ordres. Il le fit simplement, laissant transparaître par son non-verbal sa grande gentillesse et sa précision. Il évita les mains dans les poches qui sont toujours un signe à double tranchant (arrogance, décontrac-tion), fit des gestes lents comme s'il ne parlait pas, et proscrit le « je », s'arrêtant quand une ouvrière parlait à une autre et lui faisant un grand sourire. En fait, il avait pris le parti de ne donner des ordres qu'après que le groupe d'ouvrières l'ait accepté. Ceci est un vrai acte de management géré par un non-verbal intelligent.

La rage de convaincre

Convaincre est un moment très important dans notre vie. Nous voulons convaincre notre dulcinée que nous sommes l'homme de sa vie, nous voulons convaincre notre épouse de venir avec les enfants voir le match de foot de l'équipe locale, un jour où il fait vraiment très froid et où elle n'en a pas du tout envie. Nous voulons aussi expliquer à notre supérieur que nous devrions être augmenté rapidement parce que nous le méritons et que ce ne serait que simple justice. Enfin, en tant que politique, nous voulons convaincre nos concitoyens que nous sommes le candidat idéal.

Comment les gestes, la voix, les mimiques aident-ils à convaincre les autres ? Voilà la question ! Pour comprendre, débutons par une série d'expériences simples.

Tout d'abord, demandons à quelqu'un de notre entourage de nous convaincre, sans prononcer un seul mot, que ce n'est pas lui qui a laissé sortir le chien, lequel en a profité pour faire une fugue !

Ne pouvant pas prononcer un seul mot, le sujet va s'exprimer seulement avec ses mains et avec les mimiques de son visage. Il va commencer par mettre ses mains vers lui en se touchant la poitrine, les mains légèrement fermées et les paumes vers l'intérieur (comme s'il se battait la coulpe). Puis ses mains vont s'écarter du corps dans un mouvement bref, faces tournées vers l'interlocuteur. Avec l'index de la main droite, il fera le signe du « non » en agitant le doigt rapidement comme un essuie-glace par grande pluie. Sa tête va faire une translation du côté droit avec un mouvement vers l'avant, suivi d'une poussée arrière du corps. Les yeux resteront grands ouverts, les sourcils en chapeau chinois !

Bien sûr, avec ces gestes, il est difficile de faire comprendre qu'il s'agit d'un chien et que celui-ci est sorti. On voit ici la limite des gestes. Par le langage des gestes, on comprend bien que le sujet nous montre qu'il n'est pas responsable. Mais nous n'en savons pas plus.

Si l'on demande à cet ami de refaire la même expérience en prononçant la phrase « je vous assure, je vous donne ma parole, croyez-moi, je n'y suis pour rien, ça n'est pas moi qui ai laissé sortir le chien », le ton de la voix va nous éclairer sur la non-culpabilité du sujet. Les gestes vont souligner l'émotion, la crainte que l'on pourrait douter de lui ou de sa parole. Ces gestes ne seront pas différents de ce que nous avons pu voir précédemment lorsque l'expérience s'est faite sans parole. Seul le ton de la voix va donner du relief aux gestes.

Refaisons l'expérience, mais cette fois-ci, laissons notre ami dire ce qu'il veut pour nous convaincre qu'il n'y est pour rien dans la fugue du chien.

Selon sa personnalité, ses compétences, sa culture, ses origines, notre ami va ressentir le besoin de densifier plus ou moins son discours. Il va vouloir s'expliquer et pour cela trouver les mots, les phrases, les arguments qu'il estime être les plus convaincants. Ici, le choix du vocabulaire sera important ! Les gestes et les mimiques du visage devront confirmer le sens des mots et des phrases. On observera une répétition des gestes et des mimiques. Le rythme du non-verbal risque de s'accélérer au fur et à mesure que le débit de paroles sera de plus en plus volubile.

Que montre cette expérience ? Tout d'abord, on note que les gestes garantissent l'authenticité des mots. Ils sont là en support de ce qui est dit. L'alliance entre le ton de la voix et les gestes a pour objectif de montrer que le sujet, à travers son discours, dit la vérité. On comprend bien, et nous le verrons ultérieurement, que s'il n'y a pas de cohérence entre les mots, le ton de la voix et les gestes, personne ne croira que notre ami n'est pas celui qui a laissé sortir le chien.

Chapitre 4

Savoir analyser les gestes

Tous les jours, nous recevons des messages de ceux qui nous entourent – relations de travail, amis, enfants, mari, femme, fiancé. À tout instant, nous envoyons aussi des messages à tous ceux qui peuplent notre vie et nos activités. Plus nous connaissons les gestes et les règles du non-verbal, plus les doutes s'installent en nous. Nous décodons automatiquement et systématiquement ce qui nous est dit et les gestes qui accompagnent le discours. Pour autant, sommes-nous certain de nos déductions ? De la même façon, nous nous posons souvent la question de savoir si ce que nous émettons est bien compris, si les autres nous croient et si nous n'aurions pas dû procéder autrement. Il convient donc de définir quelques approches particulières pour réduire les risques d'erreurs, dans un sens comme dans l'autre.

Information et communication

Comme le signal Jacques Corraze dans l'ouvrage *La communication non verbale*[1], chez les êtres vivants, une double incertitude pèse sur l'analyse du non-verbal. Nous émettons constamment

---

1. Jacques Corraze, *La communication non verbale*, PUF, 2001.

des signaux par nos gestes et nos mimiques. Nous répondons aussi aux signaux de ceux qui nous regardent. Mais la question est de savoir dans quelle mesure des informations détectées en provenance d'autrui sont des communications comme « je suis d'accord », « c'est bon », « allons-y ! », ou seulement des informations du type « il me regarde drôlement, pourquoi ? ».

Il y a donc bien une différence entre les signaux que nous appelons « communication » (par nos gestes on exprime quelque chose), et ceux que nous qualifions simplement d'« information » (sa mine abattue me fait dire qu'il a des problèmes de santé). Dans quelle mesure le signal reçu est-il une communication originelle primitive, la réponse à une autre communication, ou simplement un déclenchement face à une information ?

Si l'on prend l'exemple de ce qui nous arrive tous les jours, on constate des ambiguïtés et chez l'émetteur, et chez le receveur du geste. Du côté de l'émetteur, il arrive que l'on nie l'intention et que l'on proclame le caractère « involontaire » de l'émission du signal, en affirmant qu'il s'agit de la réponse à une autre communication reçue ! Du côté du receveur, on trouvera les affirmations inverses : l'information qu'il reçoit de l'émetteur n'est pas dénuée d'intention et il porte la responsabilité du processus dont il est indéniablement à l'origine.

Par exemple, nous regardons une jeune femme. Cette dernière se plaint et nous accuse de harcèlement sexuel. Nous sommes bien embarrassés, car nous sommes convaincus d'avoir répondu à des signaux non verbaux de séduction de sa part (elle avait un chemisier qui laissait voir sa poitrine généreuse et ne cessait pas de nous regarder en passant sa langue sur ses lèvres charnues), ce à quoi la jeune femme répond : « Non, je réfléchissais, et j'avais soif. »

La question est donc posée. Avant de définir ce que nous recevons ou ce que nous envoyons, il faut faire la différence entre information et communication. La jeune fille me regarde : est-ce une communication qui incite à la rencontre ou une information sur son état d'âme et son manque de tendresse ? Dans un cas, il faut passer à l'action, tandis que dans l'autre, l'homme n'est pas concerné ; il a juste une information qu'il peut, à la rigueur, exploiter un jour ou l'autre. Pour ne pas se tromper, nous dirons que l'on communique à dessein, alors que l'information, elle, n'est que la concrétisation de signaux émis intentionnellement ou de façon réflexe, sans volonté de message, donc d'action.

Lorsqu'on confond communication et information

Un de mes amis, qui travaillait dans une grande entreprise, voyait tous les jours une jeune secrétaire qui lui faisait des sourires. Pour lui, le message était clair : à chaque fois qu'elle le voyait, elle lui disait par son sourire qu'elle était consentante. Le soir, lorsque nous nous retrouvions, il me décrivait les gestes de la jeune fille et bâtissait déjà un roman d'amour merveilleux. Sa surprise fut grande et son émoi total lorsque, ne la voyant pas un jour à la cantine, il s'enquit de savoir si elle n'était pas malade. On lui répondit qu'elle n'avait rien de la sorte, mais qu'elle était partie en voyage de noces, car elle venait juste de se marier. Rentré dans une déprime profonde, mon ami ne se consolait pas. Je tentai de lui expliquer la différence entre communication et information, mais rien n'y fit ! Il préféra, ce qui était absurde, la qualifier de certains noms d'oiseaux que je ne citerai pas ici. Quelques années après, elle divorça et se maria avec mon ami ! Il est convaincu, encore aujourd'hui, que les sourires à la cantine communiquaient quelque chose ! Allez savoir !

Décoder les signaux de la dissimulation et de la simulation

La morale nous interdit de tricher ou de dissimuler quoi que ce soit. Pourtant, pour rassurer ceux que l'on aime ou même notre banquier, il nous faut dissimuler nos sentiments, nos angoisses, ce qui, notons-le, n'est pas à proprement parler un mensonge.

Prenons l'exemple de ces femmes qui se retrouvent un jour seules parce que leur mari est parti avec une autre. Elles doivent, pour continuer à vivre, dissimuler leur peine vis-à-vis des enfants, des parents et de leur entourage, surtout dans leur lieu de travail. Elles vont donc tenter de communiquer avec leurs gestes le fait que tout va bien et qu'elles s'en sortent. Pour cela, elles vont arborer un visage courageux et cacher leur chagrin en faisant tout pour envoyer des signaux positifs dont la mission est de nous persuader qu'elles sont aujourd'hui comme elles étaient auparavant. Pour donner l'illusion d'un bonheur retrouvé, elles vont dissimuler leurs sentiments réels.

Comment vont-elles procéder ? Elles vont avant tout se regarder dans la glace. Là, elles vont sourire, ouvrir grands leurs yeux, donner un air positif à leur visage en se maquillant et en se coiffant, comme si elles allaient à une soirée. Elles vont s'entraîner à avoir un air joyeux pour reproduire les mimiques positives du visage quand on leur posera la stupide question « alors, ça va ? ». En d'autres termes, elles vont construire une communication à partir de signaux préalablement préparés. La comédie pourra passer pour vraie dans la plupart des cas.

Alors comment savoir si ces femmes vont bien ? Au niveau du visage et des mimiques, il est difficile de se faire une idée et de voir s'il y a ou non dissimulation. Seul le jeu des mains et la position du corps risquent de trahir leurs efforts de dissimulation. En effet, nous n'avons pas l'habitude de regarder nos bras et nos mains dans notre miroir. Impossible donc (ou très difficile) de préparer des signaux de bonheur. Or, nous savons que les gestes des bras et des mains expriment nos images mentales et la réalité de ce que nous pensons. Il est donc difficile pour elles d'avoir des gestes de bien-être lorsque le moral est dans les chaussettes. Ce sont là des informations que nous allons relever en premier dans notre recherche de la vérité. Nous allons donc tenter de mesurer la différence entre la communication (son visage est comme avant) et l'information (elle a des mouvements bizarres, avec les poings serrés et fermés et des gestes brusques). Ainsi, pour dissimuler leur tristesse, il faut avant tout que ces femmes fassent attention aux informations véhiculées par leurs mains et leur corps ! Il ne faut pas laisser les mains faire des gestes de lassitude, même si le visage sourit.

Souvent, dans ce type d'analyse, on commet l'erreur de ne pas voir que certaines femmes sont partagées entre le désir de cacher leurs tourments et de faire comprendre qu'elles souffrent. On ne sait plus alors que penser. Dans ce cas, ce sont les gestes du visage plus que ceux des mains qui nous renseigneront : les sourires et le regard seront moins expressifs que dans le cas précédent.

Pour bien dissimuler, il faut d'abord être motivé. C'est la pression et la nécessité de se protéger qui fournissent l'énergie nécessaire à la dissimulation et, par là même, qui en déterminent la qualité. Pour détecter et analyser les signaux, il faut donc et avant tout prendre en compte la motivation ou la nécessité qu'a un sujet de simuler.

La jeune femme esseulée avec deux enfants doit obligatoirement montrer, dans l'entreprise où elle est cadre, qu'elle va bien, sinon, elle risque de perdre son poste ou à tout le moins la confiance de ceux qui l'emploient. Elle va donc puiser son énergie de dissimulation dans la pression que lui impose la situation. Il sera dans ce cas plus difficile de percer sa simulation.

Les femmes simulent plus facilement que les hommes, c'est un fait cent fois vérifié ! Cela tient d'abord au fait qu'elles peuvent se donner bonne mine par le maquillage. Mais ça n'est pas tout ! Elles peuvent envoyer de l'information (et non de la communication) à leur entourage par leurs sourires, leurs mains, leurs jambes, la position de leur buste. Ces informations trompent généralement les hommes. Ils les prennent soit comme des signes incitant au sexe, soit comme ceux d'une profonde admiration de leur intelligence et de leurs muscles. Pour simuler, les femmes font des gestes métaphoriques, c'est-à-dire des gestes qui ne correspondent pas aux images mentales qu'elles ont au plus profond d'elles-mêmes. Enfin, elles envoient plus d'informations, ce que nous, les hommes, nous décodons assez mal, et surtout que nous prenons pour de la communication. C'est en ce sens qu'elles simulent mieux que les hommes.

Les hommes, lorsqu'ils simulent, vont utiliser des gestes iconiques. Ils vont transmettre par leurs gestes l'image mentale qu'ils ont à l'instant où ils parlent. À l'évidence, ils vont simuler moins bien que les femmes puisque les gestes métaphoriques (présents surtout chez les femmes) sont plus efficaces que les iconiques (très présents chez les hommes).

Si vous avez l'occasion de regarder le film *Le Bossu* interprété par Jean Marais, vous verrez comment celui-ci interprète avec une merveilleuse intelligence la simulation. Lorsqu'il enlève son couvre-chef devant un grand du royaume, il fait un arc de cercle immense avec le bras et se penche en se courbant au raz du sol en disant « touchez ma bosse mon Seigneur ». Ses yeux rieurs semblent gratifier le noble qu'il salue d'un regard admiratif sans limite. Tout ce qui touche à la simulation se retrouve dans ce personnage !

Pour dissimuler, il faut savoir garder son rythme, c'est-à-dire ne pas accélérer le débit de ses paroles. Plus on va vouloir en dire, plus on produira de gestes iconiques, plus on aura de gestes rapides non conformes à notre rythme normal, et plus les autres comprendront que l'on simule.

Voici un tableau proposé par Desmond Morris[1] pour décrire les signaux de ceux qui simulent mal :

- ils gesticulent plus qu'à l'habitude ;
- ils exagèrent les haussements d'épaules ;
- ils touchent leur visage plus que d'ordinaire ;
- ils se frottent le nez ;
- ils changent constamment de position ;
- ils montrent trop souvent des moments d'immobilité inutiles ;
- ils regardent rapidement sur le côté ;
- ils bougent leurs yeux quand ils parlent ;

---

1. Desmond Morris, *The Naked Ape*, Corgi, 1969.

- ils ont souvent un regard fixe ;
- ils transpirent quand il ne fait pas chaud ;
- ils prennent du temps pour répondre aux questions et hésitent avant de répondre ;
- ils parlent plus lentement qu'à l'accoutumée ;
- ils parlent avec un ton de voix chaotique, changeant tout le temps ;
- ils envoient des signaux contradictoires ;
- leur voix s'élève avant la fin de la phrase ;
- ils font des phrases courtes.

Si, pour des raisons personnelles, il nous faut simuler, apprenons à ne pas faire ce que ce tableau décrit !

Décoder les signaux contradictoires et les signaux ambivalents

Deux hommes conduisent leur voiture. L'un fait une queue de poisson à l'autre. Celui qui a fait la queue de poisson est rattrapé et coincé dans le virage par l'autre. Ils s'arrêtent et descendent de leur véhicule. Ils commencent à s'invectiver et à se dire des choses parsemées de petits noms d'oiseaux. Le plus jeune, celui qui a fait la queue de poisson, regarde l'autre avec un air de menace. Le plus âgé, qui s'est arrêté en coinçant l'autre, ne sait pas si le plus jeune va attaquer ou s'il fait du bruit pour décharger son adrénaline. Le plus jeune voit que son adversaire ne recule pas et qu'il se penche vers l'intérieur de la portière pour prendre peut-être un objet contondant et le frapper.

Ces signaux sont ambivalents. Il y a de la peur et de l'agressivité, chez l'un comme chez l'autre. Difficile pour le jeune de savoir ce qu'il faut faire. Difficile pour le moins jeune de savoir s'il doit attaquer avec ce qu'il a dans la main. Personne n'est renseigné et chacun reçoit ici de l'information, mais pas de communication. Tout peut arriver ! Cela peut aller de l'échange de coups de poing déclenché par l'un ou l'autre, à la simple injure suivie du retour au calme.

Tous les jours, nous recevons des signaux ambivalents ; ils sont toujours la conséquence d'une situation non maîtrisée et inattendue, dans laquelle il nous faut prendre une décision d'attaque ou de repli. Lors d'une scène de ménage, l'homme se contient, mais la femme continue à lui déverser une série de mots et de gestes qui le mettent dans un état second. Comme il est bien élevé, qu'il aime sa femme et qu'elle lui dit peut-être des choses vraies, il sourit, mais serre fortement les poings dans ses poches. Là, le geste est contradictoire : le sourire est-il cohérent avec les poings serrés ? L'homme va-t-il céder à sa colère et passer à l'action ou, au contraire, va-t-il se calmer et revenir à une relation normale avec son épouse ? C'est la question que se posent les enfants ou tous ceux qui sont là et qui observent la scène !

Quels sont les signes qui permettent de savoir ce qui se cache derrière les signaux contradictoires ? Quels sont les signes qui permettent de savoir ce qui appartient à l'information et ce qui constitue la communication ?

Lorsque les signaux émis par ceux que nous observons sont contradictoires, nous avons à notre disposition une série de signes qui peuvent nous indiquer les véritables intentions de ceux que nous observons. Dans notre vie de couple, au travail, dans nos loisirs, dès que nous sommes au contact des autres, nous recevons des informations contradictoires. Une mauvaise interprétation de certains de leurs gestes, le fait de privilégier une information plutôt qu'une autre, peut nous amener à prendre une mauvaise décision et à gâcher une opportunité qui ne se reproduira peut-être jamais.

Il faut donc, dans ces situations, ne pas se laisser prendre par des signaux qui nous hypnotisent comme le ferait un cobra. Il faut contrôler :

- les signaux végétatifs ;
- le comportement des jambes et des pieds ;
- la position du tronc et du buste ;
- les mouvements des bras et des mains.

Sans oublier, bien sûr, les expressions et les mimiques de la face (se reporter au chapitre 2).

Les signes végétatifs

Tout d'abord, il y a les signaux végétatifs comme la transpiration du front, la couleur des joues, la pâleur du visage, le tremblement des mains. Difficile de simuler ces effets. Ils ne dépendent pas de notre volonté ! Pour autant, ils sont significatifs. Ce sont des informations. L'invité d'une émission de télévision peut sourire, faire des plaisanteries à tout propos pour faire croire que tout va bien lorsqu'il doit entrer sur le plateau. Si la sueur perle sur son front, c'est que son apparente décontraction est probablement feinte ! Il peut aussi transpirer parce qu'il a bu de l'alcool pour se donner du courage. Toutes les maquilleuses de télévision vous diront que celui qui boit avant de passer à l'antenne transpire pendant l'émission, ce qui oblige constamment à faire des raccords de maquillage pour ne pas voir les traces de sueur sur le visage.

Les signes des jambes et des pieds

Ensuite viennent les signaux des jambes et des pieds. Notre homme, qui n'est pas un habitué de la télévision et qui ne sait pas ce que lui réserve l'animateur, va peut-être se trahir par le jeu de ses pieds : les pieds bougent nerveusement, frappent le sol ; les jambes ne cessent de bouger, de se plier et de se déplier ! Il remue ses genoux comme s'il avait une envie immédiate d'aller soulager sa vessie, etc.

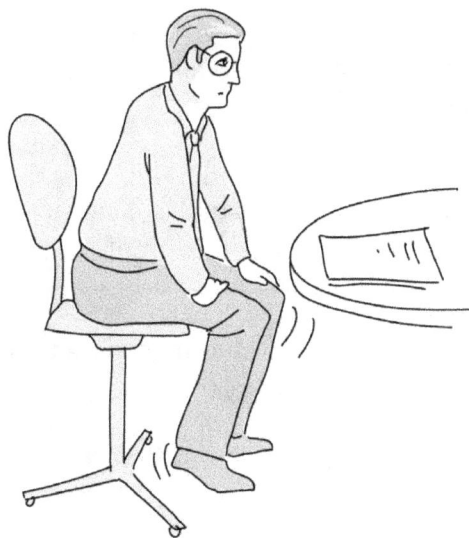

La position des pieds lors d'une réunion

Une réunion vous semble trop longue ; vous tapez alors des pieds sous la table. Plus votre impatience est grande, plus votre rythme s'accélère. Votre talon est posé au sol et vous tapez de tout votre pied à vous en faire mal aux chevilles. Ce signe d'impatience est toujours observable en réunion ; il signifie que la séance dure depuis trop longtemps ou n'est pas intéressante. Cette impatience des pieds est aussi l'indication que nous n'aimons pas quelqu'un, que ce dernier ou cette dernière nous agace.

Le pied enroulé sur celui de la chaise est aussi un signe intéressant. Il indique que le sujet attend son tour avec une certaine anxiété, ou qu'il ronge son frein avant d'intervenir. Dès qu'il parlera, il mettra ses pieds bien à plat, en forme de dix heures dix, ou posera un pied en avant et l'autre légèrement décalé vers l'arrière, comme s'il voulait se préparer à un cent mètres ; cela signifie « je suis certain de ce que je dis ! ». Lorsqu'il se met sur la pointe des pieds, ces derniers bien parallèles, cela traduit « je ne suis pas certain que ce que je vais dire est prouvé ou va vous plaire ! ». Quoi qu'il en soit, les pieds parlent !

Méfions-nous en réunion de celui qui a les jambes croisées, allongées, les mains hors de la table. Il ne nous prend pas au sérieux ou nous indique qu'il ne se sent pas concerné par ce que nous disons.

En revanche, lorsque le sujet, toujours assis, a un pied qui repose sur l'autre, lequel est non pas à plat mais couché sur le côté, c'est un signe d'écoute, de la recherche intensive de solutions face à un problème qui n'est pas vital.

Le déchaussement

Certains sujets, hommes comme femmes, retirent leurs chaussures pendant un concert, une conférence ou un entretien. Qu'est-ce que cela signifie ? Généralement, on enlève ses chaussures lorsqu'on passe un bon moment. On se sent chez soi, sans contrainte. On ne veut pas se sentir en service alors on se débarrasse de ce qui nous pèse. En fait, le dimanche, nous sommes nombreux à vivre pieds nus ou à porter seulement des espadrilles ou des tennis.

Le fait d'enlever ses chaussures n'est pas un geste négatif, sauf chez certains individus qui montrent par là leur désintérêt total pour ce qui se passe, ou encore leur repli sur eux-mêmes, et, en tout état de cause, leur absence de prise en compte de l'intérêt du groupe et de leur participation à ce dernier.

Il n'est pas rare de voir certaines personnes s'asseoir littéralement sur leurs jambes et se toucher les pieds. Outre le fait que ceci demande une certaine souplesse, ce message est à rapprocher du précédent : comme on s'aime et que l'on se recentre sur soi-même, on n'hésite pas à se fabriquer une sorte de cocon avec son corps.

La position du buste et du tronc

Revenons maintenant à la scène du couple qui se dispute. Regardons le buste du mari. Il est peut-être au bord de la crise. C'est du moins la question que l'on se pose ! Mais il ne transpire pas, ses pieds ne frappent pas le sol. Ils ne fournissent aucun signe. Difficile de savoir dans ces gestes contradictoires (sourire et poings enfoncés dans les poches) s'il va exploser ou si, au contraire, il va revenir au calme. S'il est vraiment énervé, son buste sera penché très en avant. En revanche, s'il n'est qu'à moitié en colère, son buste sera légèrement en avant, les épaules basses. C'est un signe important. La position du tronc et du buste en dit long. Les épaules qui tombent et le corps relâché nous indiquent qu'il se ravise ou que la colère n'est pas si terrible.

De la même façon, l'homme qui va passer à la télévision et qui, comme nous l'avons vu, sourit et plaisante, devrait avoir un buste relevé en avant. C'est l'expression de la force, du bien-être, devant une situation embarrassante. En revanche, si ses épaules tombent et que son buste est relâché, affaissé, alors son sourire ne suffira plus pour indiquer que tout va bien.

Le mouvement des bras et des mains

Les mains vont bien sûr nous donner une quantité infinie d'informations. Si notre ami qui passe à la télé ne cesse de se laver les mains, signe probable de son angoisse, et fait bouger son corps de droite à gauche, comme s'il était mal assis sur sa chaise, il y a fort à parier que son fameux sourire et son air tranquille trahissent un faux comportement relax. Regardons enfin ses bras et ses mains : cet ensemble peut aussi s'agiter dans tous les sens, signe de trouble et d'émoi.

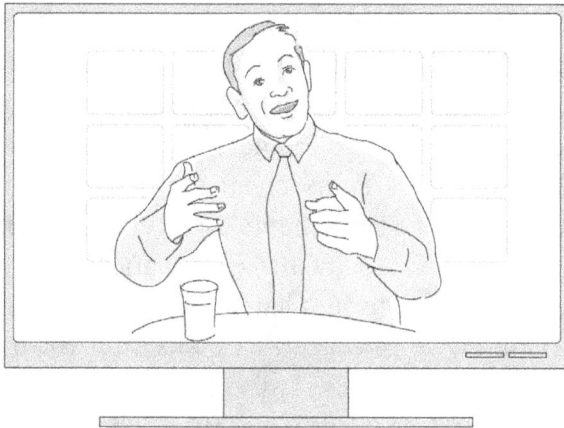

Ayant bien contrôlé chaque point, il convient alors de faire la synthèse entre les signaux positifs et les signaux négatifs. Certes, on ne gagne pas à tous les coups, mais l'expérience montre que dans bien des cas, on limite les dégâts !

Les vendeurs qui ont de l'expérience ne s'emballent pas comme les jeunes sur les signes contradictoires de leurs clients. Ils remontent systématiquement la filière des indices pour savoir si le sourire très large de leur client (espoir de vente) reste un signe positif alors que tout laisse à penser, relativement à ce qu'il dit, qu'il va faire affaire avec le concurrent chez qui les prix sont moins élevés.

Votre patron vous convoque, vous attendez votre augmentation. Son buste est penché en arrière. Il vous regarde bizarrement (en tout cas pas comme d'habitude), ses mains sont à plat sur le bureau, signe qu'une décision a été prise. Il vous dit sèchement de vous asseoir. Arrêtons le film ! Il y a ici de nombreux signes contradictoires, alors surtout, ne réagissez pas trop hâtivement, remontez la filière comme nous l'avons vu précédemment. Peut-être que s'agissant de votre salaire rien n'a été décidé et que vous avez encore une chance de convaincre.

La posture du corps

La position du corps est une information essentielle dans la compréhension du message non-verbal. En d'autres termes, notre corps parle ! Mais la chose va encore plus loin. En effet, notre écoute, notre relation à l'autre est conditionnée par la posture que nous prenons à un moment donné.

Avant de parler aux soldats, l'officier fait mettre la troupe au garde-à-vous ! Ne pouvant plus bouger, étant rigidifiés dans une position droite, pieds serrés, tête haute, le soldat qui respire moins fort va mieux écouter l'ordre ou le discours. La posture de son corps va faciliter son écoute. Le président du tribunal et le prêtre font mettre le public en position droite lorsqu'ils veulent que ce dernier écoute. Il en est de même dans nos réunions de travail, lorsque le responsable au plus haut niveau (directeur marketing, chef de produit, directeur des ventes) du groupe veut se faire entendre. On ne peut pas parler dans une ambiance où chacun prend la posture qui lui convient.

On doit au philosophe américain William James d'avoir fourni l'une des premières approches objectives de la signification de la posture chez l'homme. Il détermina les quatre postures principales.

La posture d'approche attentive

Lorsque nous écoutons un ami ou un collaborateur, nous inclinons le buste vers l'avant. Notre tête est légèrement penchée vers celui qui parle. C'est le signe que notre intérêt est en éveil et que nous ne voulons pas que quelque chose dérange le cours de notre pensée.

Il va de soi qu'un corps trop penché vers la personne qui parle peut être un signe d'exagération qui signifie que le sujet traité par notre interlocuteur n'a aucun intérêt, mais que les circonstances font qu'il faut faire croire que c'est primordial. Cette position très penchée peut également signifier que celui qui écoute va bientôt bondir et régler son compte à son interlocuteur.

La posture de refus ou de répulsion

Notre interlocuteur ne nous plaît pas, il nous agace ! Automatiquement, nous détournons notre corps de l'individu qui nous fait face. Nous reculons. Nous nous adossons à notre fauteuil ou à notre chaise. Notre menton est en hauteur, nos avant-bras posés sur la table. En position debout, notre corps recule soit en faisant un pas vers l'arrière, soit en restant sur place, mais en éloignant l'ensemble tronc-tête. Plus nous tenterons de convaincre une personne ayant cette posture, et plus elle reculera.

La posture de dédain

Dans le cas précédent, notre interlocuteur ne nous plaisait pas. Ici, c'est pire : nous avons du dédain pour lui ! Notre tête et notre tronc sont en extension. Nous regardons l'autre de haut. La tête penchée tire sur le cou. Nous faisons des mimiques du visage (bouche fermée avec des commissures basses, œil glacial) ; la courbe de notre tronc entraîne une position rigide du dos, ce qui met en avant le buste et la poitrine chez les femmes.

La posture du dédain est sensiblement différente si les sujets sont du même niveau hiérarchique ou si, au contraire, celui qui a du dédain est le supérieur de l'autre. Dans le premier cas, les gestes ne sont pas exagérés et sont parfois difficiles à identifier ; dans le second cas, le supérieur va accentuer la position de son buste pour bien faire comprendre ses sentiments.

La posture de la dépression

Les épaules de l'individu tombent. La tête est penchée. Le tronc, replié sur lui-même, fait croire un instant que le sujet ne respire plus. C'est la position de celui qui croit avoir mal fait et qui cherche le pardon.

Le changement de posture

Dans une conversation, celui qui écoute ne garde pas toujours la même posture, il en change très souvent. Ces changements marquent le début et la fin d'une étape.

Albert Scheflen[1] distingue trois niveaux dans les changements de posture : le point, la position et la présentation.

- *Le point* : lors d'une conversation, nous restons un certain temps dans une posture déterminée : c'est le « point » que nous changeons brusquement par un autre. Un même sujet utilise trois à cinq points qu'il reprend constamment.

- *La position* : si votre supérieur ou votre client vous écoute, il a la tête légèrement penchée vers la droite en évitant votre regard. C'est une position d'écoute. Puis sa tête se dresse pour marquer la fin de l'écoute. Le client vous regarde alors. Il interprète ce que vous avez dit. Il tourne la tête à droite puis ne vous regarde plus : c'est la fin de son interprétation. Ainsi, une suite de plusieurs points donne une « position ».

- *La présentation* : pendant une réunion, nous écoutons, inclinés sur notre chaise. Lorsque nous sentons grandir notre opposition, nous nous redressons, nous décroisons les jambes, nous nous penchons en avant pour intervenir. La totalité des positions prises définit la « présentation ».

Il est important de tenir compte du degré d'intimité de ceux qui parlent, mais aussi du degré de relâchement musculaire (crispé, non crispé) pour comprendre la réalité des postures. Par expérience, on remarque que les enfants connaissent très bien les

---

1. Scheflen Albert, *How Behavior Means*, Aronson, 1974.

différentes postures de leurs parents, au même titre que les collaborateurs connaissent les postures de leurs chefs directs ou de
leurs subalternes. Il existe bel et bien un alphabet des postures
entre les êtres. Impossible alors de faire croire par de nouvelles
postures que nous sommes intéressés par une idée alors que ça
n'est pas le cas. La posture nous marque autant que notre
facteur rhésus ou nos empreintes digitales.

Les postures communes à tous

Si nous avons nos propres postures, il existe aussi des postures
communes à tous les hommes. Une femme debout, légèrement
inclinée du même côté que celui de sa main posée sur sa hanche,
prend une posture qui ne peut pas tromper un homme en quête
d'aventure amoureuse.

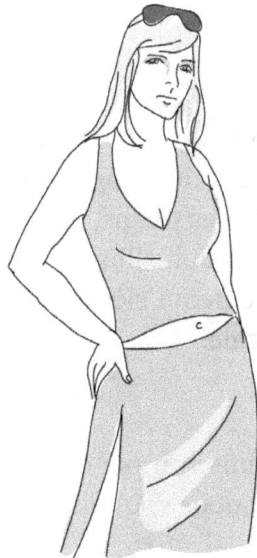

La même femme, bien droite, les deux poings sur les hanches et les avant-bras décollés du corps, exprime par là que l'aventure amoureuse est terminée, qu'il est temps de rentrer à la maison et de rapporter un peu d'agent pour faire bouillir la marmite.

Il faut souligner ici les travaux de John Paul Spiegel et Pavel Machotka[1] : en prenant comme modèle la Vénus de Botticelli, ils ont fait varier les postures de la statue pour percevoir quelles étaient celles qui lui donnaient le qualificatif d'admirable, de sexuel, d'ingénue, etc. C'est la posture du corps légèrement penché sur le côté, le bras gauche pudiquement caché, le bras droit tombant le long du corps, les mains relâchées et ouvertes vers le bas, qui a obtenu le maximum de suffrages favorables (belle, ingénue, désirable). De la même façon, dans *Dieu créa la femme*, les postures de Brigitte Bardot n'ont pas besoin du cinéma parlant pour faire comprendre ce que l'actrice veut communiquer.

Le regard

Dans le cadre d'une analyse du non-verbal, on omet souvent de prendre en compte le rictus du visage et le regard de celui qui vient vers nous. Les gestes des mains, des bras et du corps fascinent tellement que l'on en oublie l'importance du regard. Pourtant, le regard est probablement l'élément le plus important dans les gestes de relation amicale.

La taille de la pupille

Il est difficile de ne pas tenir compte de la taille de la pupille de ceux qui nous entourent si nous voulons analyser leur non-verbal.

1. Spiegel John Paul et Pavel Machotka, *Message of the Body*, Irvington Pub, 1982.

À la lumière, les pupilles rétrécissent, alors que dans la pénombre, elles se dilatent. Mais leur déformation ne s'arrête pas là.

Une expérience menée aux États-Unis consistait à montrer des photos de bébés à différents groupes de personnes, des femmes sans enfants, des hommes sans enfants et des pères et mères. Les variations de pupilles ont été enregistrées dans chaque cas : toutes les femmes ont automatiquement eu les pupilles dilatées en voyant les photos ; les hommes n'ont montré aucun changement de forme de leur pupille, excepté les pères de famille.

L'émotion transmise par les photos a donc eu un effet sur les pupilles des participants. Une recherche du même type a été faite sur des photos d'hommes, présentées à des femmes et réciproquement. En fonction de l'intérêt porté aux différents modèles de mannequin, homme ou femme, la dilatation des pupilles a permis de définir quels types d'hommes ou de femmes provoquaient le désir.

Le rôle du regard

Le regard peut être un signe iconique lorsqu'il traduit la pensée du speaker. Le regard peut aussi être métaphorique et exprimer une chose qui n'est pas dans l'image mentale (yeux levés vers le ciel, par exemple). Mais le regard peut également être un signe de relation amicale. L'infirmière qui vient voir un malade lui traduit son affection, son encouragement, son empathie par le regard. Un léger sourire et des yeux pleins d'amour suffisent à faire comprendre au malade que les choses vont mieux et qu'il n'est pas seul devant sa souffrance. De même, le regard désapprobateur du père face à l'enfant qui vient de faire une bêtise en dit plus long que tous les discours sur la morale et le savoir-vivre en société.

L'analyse du regard est encore essentielle dans la conversation muette entre les individus. Observez une réunion de travail : à chaque instant, des échanges de regards marquent les alliances, les accords ou les désaccords. On ne se dit rien. On fait peu ou pas de gestes, mais la forme des yeux, l'intensité du regard, la relation œil-zygomatiques-orbiculaire forment des messages parfaitement compréhensibles. À ces regards s'ajoute le jeu des sourcils qui vont ou non se froncer pour indiquer à l'autre que l'on s'ennuie ou, au contraire, que l'exposé est vraiment intéressant.

Dans une discussion de groupe, une légère moue de la bouche, les joues pincées accompagnées d'un regard vers le haut de l'un des participants vers les autres signifient, nous en avons tous l'expérience, « ça ne marchera jamais, il est fou ». Les lèvres pincées, poussées vers l'avant, la bouche en entonnoir, les yeux ronds et les sourcils en accent circonflexe expriment la réponse « ce n'est pas certain, il faut voir ».

Regardons maintenant nos speakers du journal télévisé, Patrick Poivre d'Arvor et Claire Chazal, par exemple. Ils ont peu ou pas de gestes iconiques, pour la simple raison qu'ils lisent leur prompteur. Ils utilisent parfois des gestes métaphoriques, mais cela est rare. Tout ce qu'ils disent est parfaitement préparé. Ils doivent toujours se cantonner à l'actualité, c'est-à-dire à la présentation de choses concrètes. Où s'exprime alors leur personnalité et le message subliminal qu'ils veulent nous faire passer ? Dans trois éléments : la voix, les mimiques du visage et surtout le regard. Les mains et la position du corps sont au second plan. Tous les soirs, ces speakers plongent leurs yeux dans les nôtres et nous font ressentir la relation qu'ils ont à l'actualité, aux faits divers, aux crimes, à la culture, etc.

Le regard des présentateurs du JT

Le regard de Patrick Poivre d'Arvor ne lasse pas les Français. Il est empli d'amitié et de générosité. À ce dernier s'ajoute un petit sourire, un rictus espiègle des lèvres qui laisse imaginer une intelligence des choses, une compréhension de la vie, un certain recul par rapport à l'actualité brute. Nous ne regardons pas le journal télévisé, l'actualité, mais bien ce que nous en raconte PPDA avec ses yeux et ses mimiques. Le ton de sa voix un peu aigre et nasillard est parfaitement synchronisé avec son regard langoureux, humain.

Le regard de Jean-Pierre Pernaut au Journal de 13 heures sur TF1 est également un exemple de gentillesse, d'amitié et de proximité. D'une tout autre signification que celui de PPDA, son regard montre qu'il prend parti avec le téléspectateur sur ce qui est bien ou mal, ce qui est triste ou heureux, etc.

A contrario, beaucoup de présentateurs paraissent fades pour la simple et bonne raison qu'ils se contentent d'expliquer l'actualité avec un regard entièrement neutre. À cet égard, il convient de noter que la télévision donne désormais une place prépondérante au rôle des yeux dans le non-verbal. Tous les leaders politiques sont vus en gros plan, qu'ils soient interviewés ou en meeting ! Leurs mains, leurs postures sont généralement hors plan pour le téléspectateur. Ainsi, les signes d'amitié passent par les mimiques du visage, de la bouche et des yeux.

Si, lors d'une soirée, vous posez la question à vos amis « mais qui étaient Rudolph Valentino, Ramon Navarro, Mirna Loy ou Gloria Swanson ? », il y a peu de chances que vous obteniez une réponse, surtout si vos amis ont moins de trente ans. Certains vous répondront que ce sont des marques de parfum, d'autres des grands couturiers ou encore des mafieux ou des chanteurs italiens, des patineurs, etc. Seuls vos parents ou les cinéphiles avertis vous diront qu'il s'agit de grandes vedettes du cinéma muet au même titre que Charlie Chaplin, Buster Keaton ou Laurel et Hardy.

À leur époque, ces vedettes ont marqué de façon inimaginable le grand public. Lorsqu'en 1926, Rudolph Valentino décède d'une crise d'appendicite à l'âge de trente et un ans, plus de deux millions de femmes suivent son cercueil et l'accompagnent jusqu'à sa dernière demeure. On observe alors des comportements incroyables de chagrin et de douleur dans la foule, et l'on relate même qu'il y eut un nombre significatif de suicides. Sa tombe est toujours fleurie au cimetière d'Hollywood.

Les vedettes du muet forçaient le geste ; on les comprenait donc parfaitement, on ressentait des émotions que même aujourd'hui le son extraordinaire de certaines salles de projection ne parvient pas à communiquer. Nous avons tous en mémoire la fameuse scène de *La Ruée vers l'or*, où Charlot, affamé, fait danser les petits pains avec des fourchettes. Nous pleurons et nous pleurerons encore en le voyant dans *Lime light*, avec sa petite fleuriste aveugle !

On a beaucoup de mal aujourd'hui, alors que le cinéma est parlant et que nous avons à notre disposition tous les effets spéciaux possibles, à imaginer les raisons qui ont fait que des films muets comme *Le cuirassé Potemkine* ou le *Napoléon* d'Abel Gance aient tant marqué notre inconscient collectif. Il suffit de regarder les yeux de ces vedettes pour comprendre leur succès. Regardez le maquillage des yeux, de la bouche, et vous aurez une idée de ce qui a impressionné nos parents et nos grands-parents.

170

Décoder les vrais et les faux signaux de soumission

Il faut se méfier du non-verbal de la soumission. Les gestes sont toujours les mêmes : la tête est basse, penchée ; les épaules sont tombantes, la voix est sourde, les yeux descendent littéralement des orbites. Si le sujet est assis, ses pieds sont en retrait de la chaise. S'il est debout, ses bras tombent le long de son corps ; les mains peuvent être jointes ou pendantes, avec les doigts relâchés ; le sujet peut se dandiner d'un pied sur l'autre.

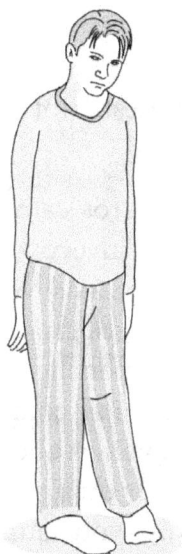

La fausse soumission de Nicolas Sarkozy

Dans le débat qui opposait Nicolas Sarkozy à Ségolène Royal, alors que cette dernière l'attaquait, l'invectivait et le traitait de menteur, lui ne bougeait pas, baissait la tête, faisait le dos rond, mettait ses mains devant lui, à plat, et la regardait par en dessous, les yeux étonnés en jetant de temps en temps un regard aux journalistes qui étaient censés animer le débat. Les supporters du futur président étaient scandalisés par le comportement de leur champion. Ils auraient voulu qu'il attaque et qu'il lui cloue le bec, mais ces vaillants guerriers n'avaient pas compris que leur candidat feignait la soumission pour mieux montrer aux téléspectateurs les outrances d'une candidate à la présidence de la République.

Vous grondez votre enfant, vous lui dites qu'il doit faire ses devoirs de vacances : il adopte la gestuelle que nous venons de décrire et vous êtes persuadé d'avoir gagné. Si vous sermonnez un collaborateur, vous aurez droit au même comportement. Comment distinguer ce qui est feint de ce qui est une véritable reddition ?

Si vous êtes confronté à un gros camionneur auquel vous avez coupé la route, vous pouvez l'invectiver, lui montrer vos muscles ou battre en retraite. Vous allez ainsi vous soumettre à sa force, à son gros camion, et surtout à ses grosses mains et ses avant-bras très poilus. Vous allez vous pencher, mettre les mains devant vous en les agitant pour lui faire comprendre que c'est vous le coupable et que vous ne lui voulez aucun mal. Vous allez émettre une quantité de signaux pour qu'il sache que, vraiment, c'est la paix que vous voulez et que vous admettez votre erreur, votre faute. Vous allez faire ces signaux jusqu'à ce qu'il cesse d'avoir l'air menaçant et que vous puissiez lire dans ses yeux la fin des hostilités.

Une personne qui feint la soumission ne cherche pas dans les yeux de celui qui a le rôle du fort les indices qui lui indiquent clairement qu'il est compris et bien catalogué comme un repentant. En revanche, l'enfant qui se soumet vraiment à son père le regarde d'une certaine façon, soulignant son inquiétude. Il veut voir si oui ou non il va échapper à la correction, et s'il a bien fait comprendre qu'il est pleinement conscient de sa faute.

Le collaborateur qui fait semblant de se soumettre ne regarde pas l'autre. Il est préoccupé par ses gestes. Il s'applique à faire croire et ne s'occupe pas de l'autre. Il laisse passer l'orage. Nicolas Sarkozy ne cherchait pas dans les yeux de Mme Royal un quelconque signe l'assurant que son comportement de soumis avait été pris au sérieux. Il n'en avait visiblement rien à faire. Il était rusé et surtout insoumis.

La soumission face aux gendarmes

J'ai eu l'occasion à plusieurs reprises d'accompagner des gendarmes dans leurs missions de contrôle de vitesse sur les routes départementales pour observer les gestes des automobilistes pris en flagrant délit d'excès de vitesse. Bien évidemment, rares sont les conducteurs qui avouent sincèrement « oui, c'est vrai, je roulais trop vite, je suis fautif ». La plupart des impétrants se mettent en position de soumission complète, espérant par là attendrir le gendarme qui en a vu d'autres. Ils s'enfoncent dans leur siège, mettent les mains très près l'une de l'autre, en haut du volant, courbent les épaules et regardent le gendarme avec des yeux de supplique lorsque celui-ci leur demande à quelle vitesse ils roulaient. L'apothéose de la soumission survient lorsque le conducteur dit : « C'est la première fois que cela m'arrive, vous savez, d'habitude, je respecte les vitesses, mon grand-père était gendarme, etc. » Plus le gendarme voit et entend cette fausse soumission, et moins il a envie d'être indulgent.

Pour vérifier que votre interlocuteur est bien soumis à vos remontrances, à vos idées, à votre ordre, regardez bien attentivement ses yeux. S'il vous regarde d'un regard interrogatif, cherchant de votre part un signe de paix, vous pouvez être à peu près certain qu'il n'y a pas simulation. En revanche, s'il n'y a pas ce regard quêtant votre accord malgré des gestes de soumission, il y a à coup sûr simulation de soumission.

Décoder les vrais signaux de la trahison

Vous avez tous, un jour ou l'autre, ressenti une peine immense quand celui que vous pensiez être votre ami vous a littéralement trahi ! Depuis des années, vous passiez vos vacances avec lui ou elle, dans votre famille et la sienne. Depuis des années, vous étiez comme frères ou sœurs, et puis patatras ! Un jour, cette belle amitié a décliné. Il est parti avec votre femme ou votre mari, elle a pris le poste que vous attendiez, ou il a pris le parti de votre concurrent. Vous pensiez qu'il (elle) vous aimait vraiment, et un jour, en rentrant chez vous à l'improviste, il y avait un autre oiseau dans le nid. Pouviez-vous prévoir ce retournement de situation ? Aviez-vous les moyens de démasquer le traître ? C'est la question qui nous préoccupe tous.

Une de mes connaissances trompait sa femme. Il prétextait des voyages de deux ou trois jours pour aller voir des clients. Seul son meilleur ami, qui était par ailleurs son associé avec lequel il avait lancé sa société, était au courant. Avant de partir retrouver sa dulcinée du moment, il lui expliquait avec qui il était et comment le joindre en cas de besoin. À l'époque, il n'y avait pas de téléphone portable ! Un soir, pris de remords, il quitta l'hôtel où il devait passer la nuit et rentra chez lui pour tout avouer à sa femme et lui jurer à jamais fidélité. Sa surprise fut totale : dans son lit, avec sa femme, se trouvait son ami, son associé, son confident, l'homme en qui il avait toute confiance. Ce dernier profitait des escapades de son ami pour vivre des nuits d'amour en toute sécurité avec son épouse.

Le propos n'est pas d'expliquer cette situation et les raisons de la trahison, car c'est un vaudeville classique. Il s'agit de voir s'il eut été possible à notre Don Juan repentant de se méfier de son ami et d'anticiper.

Il aurait d'abord dû contrôler les yeux de son associé lorsqu'ils déjeunaient ensemble en tête-à-tête et qu'il lui racontait ses aventures. Le traître ne regarde jamais en face celui qu'il va trahir. Ensuite, il aurait dû observer que son ami l'écoutait sans rien dire. Au lieu de croire que ce dernier l'admirait et l'enviait, il aurait dû se rappeler que le traître se fait toujours tout petit devant sa victime. Il veut se camoufler, ne plus exister. Pour cela, il utilise des gestes très réduits en terme d'amplitude. Rien de brusque, rien qui attire le regard. Mais, de temps en temps, il fait comprendre par des sourires, des gestes de la bouche, qu'il trouve l'autre épatant, parfait, incroyable. Le traître flatte toujours.

Il aurait aussi dû se méfier du comportement de son soi-disant ami avec sa femme. Alors qu'ils se connaissaient depuis des années, le traître faisait toujours semblant de l'ignorer. Juste un petit « ça va » et rien de plus. Notre Don Juan me confia après coup que le comportement de son ami à l'endroit de son épouse le peinait beaucoup. Il mettait ça sur le compte de la jalousie. C'est vrai que sa femme était ravissante. Mais il faut toujours se rappeler que le traître brouille les pistes et fait des mimiques négatives à l'endroit de ce qu'il convoite. Plus ce type d'individu brouille les pistes, plus il fait la moue devant ce qu'il convoite, plus il simule une admiration sans borne à votre égard, et plus vous avez de chances de le démasquer.

Vous ne pourrez jamais savoir ce qu'il en est de votre amitié si vous ne décidez pas d'observer attentivement celui que vous croyez être votre ami. Et la confiance, me direz vous ? Oui, c'est un risque ! Prenez-le en connaissance de cause !

Chapitre 5

Toutes les questions que vous vous posez sur votre entourage

Le non-verbal ou encore le langage des gestes, n'en déplaise à ceux qui ne pensent qu'en termes de langage verbal, de grammaire ou de linguistique, est l'expression de signaux ou de messages qui traduisent dans la plupart des cas nos pensées et nos sentiments. Les gestes transmettent tout cela aussi bien que les mots. Mieux, les mots aidés des gestes expriment la vérité de ce que nous sommes.

À l'école, nous avons appris les mots, le vocabulaire, la grammaire, mais jamais on ne nous a donné l'alphabet des gestes. Pour communiquer nos émotions, nous avons appris des poèmes et des pièces de théâtre que nous avons récités en respectant scrupuleusement le texte, mais nous n'avons jamais eu de bonnes notes parce que notre gestuelle était parfaite ou que notre ton de voix bien placé montrait que nous comprenions Victor Hugo, Ronsard ou Lamartine !

David McNeill, le père du non-verbal moderne, n'a cessé de dénoncer cette stupide volonté de certains qui tentent, contre vents et marées, de réduire le non-verbal à une sous-science.

Le grand public, c'est-à-dire vous, a compris depuis longtemps que nos gestes étaient le reflet de notre personnalité. Pour preuve, des gens m'écrivent tous les jours sur mon blog pour connaître mon avis sur telle ou telle situation ou pour que je leur explique certains gestes sur des vidéos.

J'hésite toujours à donner une explication, car il faut connaître le contexte pour comprendre le pourquoi du non-verbal. Lorsque j'analysais les gestes des grands de ce monde à la télévision sur des vidéos, je prenais toujours de grandes précautions et essayais de connaître très exactement les conditions dans lesquelles la scène avait été tournée, ce qui se passait vraiment dans la tête de celui que je devais analyser à ce moment-là, etc. Il faut se souvenir que l'on se situe ici dans le monde du comportement, c'est-à-dire dans une réaction à une situation, et non pas dans le monde de la psychologie, où l'on cherche à comprendre le psychisme de l'individu. On fait un geste, une mimique, on a un ton de voix en fonction d'une situation que l'on vit bien ou mal. Au repos, lorsque rien ne se passe et que nous sommes seuls, il nous arrive bien sûr de faire des gestes qui traduisent souvent nos rêveries.

J'ai donc réuni une série de questions qui me sont posées pour tenter de vous donner une sorte d'alphabet des gestes. Mais attention, encore une fois, un geste n'a de valeur que dans un contexte.

« J'ai des doutes sur la fidélité de mon mari, mais il me jure qu'il est fidèle. Il fait de grands gestes avec ses bras et lance sa main avec son index tendu en frappant dans l'air. Qu'est-ce que cela veut dire ? Dois-je le croire ? »

Lorsque vous êtes sincère et que l'on vous accuse, votre cerveau est hors de lui. L'injustice de l'information vous agace, et vous avez la légitime envie de pourfendre vos détracteurs. Vient alors un geste iconique fort. Vous tendez votre doigt à vous en faire mal. Vos autres doigts sont serrés les uns contre les autres. Votre main gauche joue également un rôle important : le poing est serré, le bras près du corps. Plus vous parlez, plus la crispation des doigts et des poings est évidente.

L'affaire Clinton/Lewinsky

J'ai déjà eu l'occasion d'analyser ce type de gestes et de situations. C'était à propos du président Bill Clinton en 1998. Devant les caméras et son épouse Hillary Clinton, il avait juré sous serment « je n'ai jamais couché avec cette femme », en parlant de Monica Lewinsky. Avec son bras droit, il pourfendait l'air (geste bâton), et son index droit était pointé sur les journalistes. Sa tête était penchée vers l'avant et son buste était très incliné. Après avoir vu et revu la vidéo, j'expliquai à l'antenne que le Président mentait probablement. Il faut se rappeler qu'à cette époque, personne ne savait vraiment de quoi il s'agissait. Le scandale venait juste d'éclater. Ce qui m'avait mis sur la voie, c'est le fait que l'index de sa main droite n'était pas tendu mais relâché. Il secouait ce doigt sans le tendre.

Pour être parfaitement sincère, deux informations m'avaient alors confirmé dans cette idée du mensonge. La première information me vint par une vidéo que j'avais sélectionnée, montrant le Président lors d'un bain de foule à la Maison Blanche pendant les fêtes de Noël ; le regard de Monica, qui se trouvait au premier rang, était hallucinant. Ses yeux étaient pleins de feu. Elle regardait le Président avec convoitise. Sa bouche était souriante, charnue, et ses yeux étaient presque mi-clos de bonheur de voir son Président.

Puis Clinton s'est approché d'elle pour l'embrasser comme il le faisait avec d'autres femmes qui étaient dans la foule, mais il la serra contre lui avec ses deux mains pendant qu'elle mettait ses bras autour de son cou, un classique de l'étreinte amoureuse et sexuelle. À l'évidence, il ne lui était pas indifférent et elle ne le laissait pas de glace.

La seconde information me vint par la vidéo où Clinton jurait qu'il était un modèle de vertu. Dans un coin de la pièce se trouvait Hillary qui savait sans doute ; elle faisait une tête longue, longue... Elle assistait à tout cela avec un visage sans expression. Ses yeux ne bougeaient pas, elle vivait à l'évidence un moment difficile, et les mimiques de son visage le montraient bien.

Il est toujours difficile, pour un homme comme pour une femme, de faire croire à son partenaire son entière fidélité. D'abord, le partenaire a des doutes ou est d'une jalousie maladive. De ce fait, il observe tous les gestes, non pas pour se rassurer, mais au contraire pour dénicher l'indice, la faille, le geste, l'intonation de la voix, qui témoignent de la tromperie. Plus « l'accusé », appelons-le ainsi, va s'expliquer, et plus il est susceptible de dévoiler une information qui se retournera contre lui.

Honnête ou malhonnête, vous serez, que vous le vouliez ou non, soumis à la question par un juge partial qui, au fond, n'a qu'une envie : être certain de la fidélité de l'être aimé.

Que faire pour savoir si votre partenaire est sincère ?

- Comme dans le cas Clinton, réunissez plusieurs documents (photos, vidéos) pour observer d'éventuels signes (gestes, comportement) avant-coureurs qui pourraient vous mettre sur la piste.

- Analysez la situation, c'est-à-dire vos rapports avec l'être aimé. Posez-vous la question : pourquoi serait-il (elle) infidèle ? Quelle est votre part de responsabilité dans le problème ?

- Comme dans un procès, observez les gestes de défense. Le sincère est offusqué par le procès qu'on lui fait. Son cerveau est en ébullition. Ses gestes traduisent son émoi. Plus on l'attaque, plus il souffre des doutes que l'on porte à son encontre. Il sent le sol se dérober sous ses pieds. Il devient pâle et peut même se mettre à trembler. Regardez ses mains lorsqu'il explique son retard, son absence, l'odeur de parfum sur sa veste : elles sont à moitié ouvertes. Elles vont du corps vers vous, avec les paumes tournées vers l'intérieur. Elles bougent comme le tambour d'une machine à laver. Cela veut dire que la personne a des arguments que l'émotion ne permet pas d'expliquer. Ce sont des gestes iconiques très importants. La tête bouge et dit non en se secouant. Souvent, les mains vont du sternum vers la tête et redescendent, comme pour dire « tu es fou ou folle », « ça ne va pas bien ». Le buste est penché vers l'avant en signe de soumission. Il peut essayer de se rapprocher, mais il ne le fera que lorsque vous l'aurez autorisé à franchir votre espace naturel propre à tous les mammifères.

- Celui qui a mauvaise conscience va souvent tenter de se rapprocher de celle qu'il doit convaincre pour régler le problème par le canal tactile ou pour inciter l'autre à succomber au désir sexuel. C'est un geste dont il faut se méfier. Il peut parfois être sincère mais c'est plutôt rare. Par expérience, ce geste de rapprochement ne peut et ne doit se faire que lorsque c'est l'autre qui donne le feu vert. Donc, si c'est l'accusé qui fait seul la démarche, attention ! Celui-là même qui voulait se rapprocher sans attendre votre signal peut aussi jouer le coup de l'éloignement et aller dans une autre pièce ou simplement sortir. Sauf à dire que vous soyez maladivement jaloux(se) et, dans ce cas, on comprend le besoin qu'a l'accusé de fuir, dans tous les autres cas, il faut se méfier, car c'est souvent une manœuvre pour vous pousser à aller le chercher.

- Le débit des mots est très important. Plus il est rapide, plus l'accusé est sincère. Son cerveau en ébullition et son énervement face à l'injustice ne lui permettent pas de formuler des phrases intelligibles et intelligentes. Souvent, on fait l'erreur de croire que ce rythme rapide est signe de tromperie, mais c'est tout l'inverse ! *A contrario*, celui qui parle lentement, réfléchit et tente de construire un argumentaire aura des gestes également très lents (iconiques) destinés à aider le cerveau à s'exprimer.

- Chez les femmes accusées, il n'est pas rare qu'elles aient besoin de s'asseoir pour éviter de tomber. C'est le signe de leur souffrance. Généralement, si elles sont sincères, elles mettent leurs mains dans leurs cheveux, les avant-bras posés sur la table, et regardent vers le bas (signe de grande détresse). Elles peuvent mettre un bras sur la table et se tenir la tête, l'autre bras tombant sur la cuisse (signe de très grand désespoir).

Il faut bien faire la différence entre le volage permanent, l'occasionnel ou l'injustement accusé. Le volage permanent est coutumier de ces scènes ; il a donc appris à simuler. Il sait ce qui marche et ce qui ne marche pas. Il est donc très difficile à confondre. Le volage occasionnel est peu coutumier de ce type de scène ; il ne sait donc pas simuler. Le volage injustement accusé n'a pas d'expérience ; son cerveau agit donc sans stratégie. C'est le cas le plus simple à analyser.

« Je suis secrétaire, j'apprécie mon chef, mais un jour on a eu la visite de notre nouveau directeur Europe, un homme très jeune, et il m'a vraiment déçue. Il n'a pas cessé de faire des courbettes ! Je ne l'avais jamais vu comme ça, une vraie limace. Je n'ai plus envie de me démener pour lui ! »

L'explication de cette relation est simple : les humains, quels qu'ils soient, ont une relation particulière avec tout ce qui touche au pouvoir suprême, au divin, au sacré. Sauf quelques rares exceptions, tout le monde, consciemment ou inconsciemment, cherche à ne pas contrarier ce qui vient de là-haut. Le sacré est inscrit dans nos gènes ! Ce qui est vrai pour un évêque ou le dalaï-lama l'est aussi pour une vedette de cinéma, un grand chanteur ou un champion. Dans ce cas, ce ne sont pas des saints hommes ou des saintes femmes qui sont vénérés, mais des êtres qui sont, aux yeux du commun des mortels, détenteurs d'un pouvoir quasi surnaturel. Ce pouvoir fascine. Face à ces gens, beaucoup se sentent obligés de montrer par leurs gestes de soumission leur petitesse, leur médiocrité, dans l'espoir peut-être d'être touché par la grâce ou reconnus par ces demi-dieux.

Quand le respect tourne au ridicule...

Dans le cadre de ma vie professionnelle, j'ai eu l'occasion d'accompagner un évêque dans ses différentes rencontres avec des élus, députés, sénateurs, maires, industriels, ou tout simplement des parents d'élèves, des membres de paroisses, etc. À chaque fois, j'étais surpris par le comportement de ces personnes. Lorsque l'évêque arrivait, tous, chrétiens ou non, se courbaient, embrassaient sa bague et lui servaient du « Monseigneur » en veux-tu en voilà. Sur leur visage s'affichait un sourire soumis. On parlait fort et tout le monde semblait ébloui par ce que pouvait dire le saint homme. Quelque temps après, je me trouvais dans un avion en provenance d'Amérique du Sud. À bord, il y avait le dalaï-lama ! Hôtesses, stewards et commandant de bord ne savaient que faire pour montrer à cet autre saint homme leur respect et leur admiration. Ils se courbaient, faisaient des salamalecs à n'en plus finir, oubliant les autres passagers. Le paroxysme de la situation fut atteint lorsque le dalaï-lama quitta l'appareil : la police monta alors à bord et bouscula tous ceux qui, comme moi, voulaient descendre comme s'il y avait une prise d'otages. Nous étions tous épiés comme des suspects. Puis le grand homme descendit, entouré de la force publique, laquelle, avec beaucoup de ménagement, lui montrait chaque marche de la passerelle pour être bien sûre qu'il ne tombe pas.

Le monde de l'entreprise n'échappe pas à ce phénomène. Que des personnalités comme Bill Gates ou Richard Branson se présentent à une réunion, et ils seront aussitôt entourés d'hommes et de femmes, responsables d'entreprise au plus haut niveau, qui voudront leur toucher la main, les vêtements, et qui feront mille courbettes pour montrer combien ils admirent ces réussites financières. À chaque fois, face aux religieux, aux vedettes du show-biz ou de la finance, celui qui se sent plus petit, plus humble, procède de la même façon. Il oublie sa personnalité et se confond en gestes de soumission qui peuvent choquer ceux qui ne sont pas dans un rapport d'admiration.

Notons que le phénomène inverse peut aussi se produire. Face à ces êtres adulés par la majorité des vivants, il en est qui se refusent à ces simagrées et à ces courbettes ! Ils produisent alors une gestuelle qui marque leur hostilité à cette divinité. Ils se forcent à être distants, à ne pas regarder ces personnages et, dans tous les cas, à bien camper sur leur position. Ici, il ne s'agit pas de courage, mais simplement de ce que l'on appelle le « *skin effect* », qui n'est autre qu'une réaction de mauvaise humeur.

Dans le cas présent, le jeune directeur Europe est probablement considéré par celui qui l'accueille comme un être extraordinaire. Est-ce dû à son âge ? À son diplôme ? Difficile de savoir. Ce qui est certain, c'est qu'il impressionne au plus haut point.

Souvent, dans le langage commun, on prend ces gestes pour de la « lèche ». Cela signifie, le plus souvent, que l'on se trouve dans une situation où le vassal se fait hara-kiri devant le roi : il ne le fait pas pour obtenir quelque chose, mais parce que c'est un geste classique chez la plupart des mammifères.

« Chaque fois que j'entre dans le bureau de mon chef, dont je suis la secrétaire, il me regarde, met ses mains derrière sa tête et se balance en arrière sur son fauteuil, les jambes allongées. Que signifie cette gestuelle ? »

Ceci n'est pas, comme on pourrait le croire, un geste de harcèlement sexuel direct. Beaucoup de personnes pensent, à tort, qu'un tel comportement chez un homme traduit une pensée réprouvée par la morale. Mais il n'en est rien ! Le fait de se basculer sur son siège, les mains derrière la tête, est le signe d'une préparation à l'action. La personne n'imagine pas une scène, elle se prépare à une prise de décision : il peut être question de repousser un rendez-vous, d'échanger un horaire d'avion, d'augmenter votre salaire ou peut-être de déclarer sa flamme en vous invitant au restaurant.

L'individu est là, en grande réflexion, avant la prise de décision. C'est un geste que l'on observe souvent en réunion. Cette dernière s'éternise, on n'arrive pas à se mettre d'accord, et le responsable du groupe se balance sur sa chaise, les mains derrière la nuque, les bras bien écartés. Puis d'un seul coup, il se penche sur la table comme s'il se laissait tomber en avant et pose brusquement ses mains sur celle-ci : il vient de prendre une décision. À ce moment-là, on est prié de cesser les commentaires, d'analyser ou de proposer encore de nouvelles idées. Le chef est revenu sur terre, la partie est arrêtée.

Il est très important d'observer ce balancement ! Tant que le chef, le responsable, le client, se balance, il faut faire attention, il écoute tout, voit tout. On peut alors parler. Mais attention, tous les gestes, tous les propos, toutes les mimiques des participants sont enregistrés et gravés dans son cerveau. Un jour, il peut ressortir ce qui l'a choqué à ce moment-là ; il peut de ce fait régler ses comptes sans que l'on comprenne l'origine de ses critiques. C'est pourtant bien simple ! De temps en temps, il peut arrêter son oscillation sans pour autant mettre les mains sur la table. Cela veut dire qu'une idée l'interpelle, mais que ça n'est pas la solution qu'il cherche. Ce n'est que lorsqu'il arrêtera son balancement qu'il aura pris sa décision.

La position du rocking-chair

Il faut bien faire la distinction entre le balancement des mains derrière la nuque et celui où les avant-bras sont posés sur les accoudoirs du fauteuil avec les mains croisées. Dans ce cas, la décision est prise, et la personne qui fait ce geste attend le moment opportun pour exprimer soit son point de vue, soit, ce qui est plus dangereux, sa critique à l'endroit d'un projet ou d'une personne de l'assistance. Cette position est appelée la

« position du rocking-chair ». Elle a été utilisée à maintes reprises dans les films retraçant l'histoire du grand Ouest américain : le shérif se balance sur sa chaise, les pieds posés sur une rambarde et attend que le voleur de chevaux fasse une erreur avant de dégainer. L'homme qui se balance ainsi dans une réunion, les pieds posés sur la table et en équilibre sur sa chaise, s'apprête lui aussi à dégainer !

Les gestes de préparation

Généralement, les gestes qui consistent à se balancer sur sa chaise, les mains ou non sur la nuque, entrent dans la catégorie des gestes dits de « préparation ». Avant de faire quelque chose d'important, nous adoptons une gestuelle de préparation. Notre cerveau a besoin d'une pause pour entrevoir les options qui s'offrent à lui. Certains vont se tourner les pouces dans un sens puis dans l'autre et recommencer indéfiniment jusqu'à la prise de décision. D'autres vont faire tourner un stylo ou un crayon entre le pouce, le majeur et l'index, dans un sens puis dans l'autre. En fait, ils réfléchissent intensément avant de prendre une décision. En tournant les pouces ou le crayon, l'individu cherche la concentration. Il s'extrait du monde, se parle à lui-même, ne voit pas le temps passer. Il écoute certes ce qu'on lui dit, mais il filtre l'information ou la communication.

Il n'est pas rare non plus de voir des personnes se tirer l'oreille lentement en coinçant le lobe droit entre le pouce et l'index replié. C'est aussi un geste de préparation. Avant de prendre la décision, on se concentre en se tirant l'oreille. Nous connaissons tous l'expression populaire : « Pour obtenir de sa part un accord, il s'est fait tirer l'oreille. » Cette expression confirme bien que celui qui a pris la décision a dû réfléchir et se tirer l'oreille long-temps.

Parmi les gestes de préparation, on trouve également celui qui consiste à se prendre le bout du nez : on le malaxe entre le pouce et l'index que l'on fait ensuite descendre autour de la bouche pour venir la couvrir d'une main qui se saisit ensuite du menton. Cela a lieu le plus souvent chez les personnes qui doivent prendre une décision dans l'instant, comme les joueurs d'échec ou de bridge. En se tortillant le bout du nez, ils cherchent la solution, puis lorsqu'ils l'ont trouvée, mais qu'ils ne sont pas certains du résultat, ils font tomber la main sur le menton en se disant intérieurement « advienne que pourra ! ».

Le fait de se gratter le menton ou les joues par de petits gestes lents n'est pas nécessairement le signe d'une démangeaison ! C'est encore un geste de préparation. Comme dans le cas du tortillement de nez, il y a dans ces signes très spécifiques la trace du pile ou face ou de la roulette russe !

Les adolescents font souvent craquer leurs doigts ou jouent avec un stylo lorsqu'un professeur parle ou que les parents font des remontrances. Il s'agit bien d'un geste de préparation, mais ce geste correspond plus à une préparation du jugement qu'à une préparation de l'action. Le jeune se demande simplement si celui qui parle est ou non complètement idiot.

Les gestes d'impatience

Qu'est-ce que signifie le tapotement des doigts sur la table, ou encore le fait de claquer ses articulations en croisant les doigts des deux mains et en tirant ces dernières en extension, ou en prenant chaque doigt et en les tordant jusqu'à ce que l'on entende la jointure céder ? Ce sont parfois des gestes de préparation ou des gestes d'impatience. Dans les authentiques gestes de préparation, le sujet ne parle pas, il réfléchit ! Dans le tapotement des doigts ou le claquement des articulations, le sujet, généralement, parle. S'il parle, ce sont des gestes d'impatience. S'il ne parle pas, ce sont probablement des gestes de préparation qui accompagnent une critique ou une méchanceté quelconque.

Les gestes d'énervement préalable

Les gestes de préparation ne doivent pas être confondus avec les gestes « d'énervement préalable ». La jeune femme qui attend son tour chez le médecin et qui redoute une mauvaise nouvelle après une radio ou un examen plus approfondi ne cesse de tripoter le fermoir de son bracelet ou de son sac à main. Ce geste est en fait un moyen de prendre patience et d'évacuer son stress. Il permet au cerveau de penser à autre chose et de tromper l'attente. Mais ce sont aussi des gestes de préparation à la mauvaise nouvelle, c'est pourquoi on les nomme « d'énervement préalable ». Aujourd'hui, les hommes et les femmes utilisent leur téléphone portable pour tromper leur attente. Ils surveillent sans cesse l'arrivée de messages type SMS ou mail, ou repassent à l'infini leur répertoire d'adresses. Ces gestes sont bien prépara-toires, mais ils sont, et on le comprend bien, très différents des gestes de bascule sur le fauteuil. Ils sont liés à la préparation involontaire à une épreuve hautement prévisible.

Quelques exemples de gestes d'énervement préalable

De par mon métier, je donne beaucoup de conférences et je suis toujours intéressé par les gestes « d'énervement préalable » de mes collègues. Il n'est pas de tout repos de donner une conférence devant trois cents, cinq cents ou mille personnes. Beaucoup ont le trac. On ne peut pas le leur reprocher. Certains trompent leur stress en se balançant d'un pied sur l'autre, d'autres marchent d'un bout à l'autre de la scène, d'autres encore attrapent les microphones en les ajustant sans cesse pendant leur discours. Regardez notre Premier ministre actuel, M. François Fillon : il passe son temps à régler ses micros. Tous ces gestes sont à la fois préparatoires et anti-stress.

L'analyse des gestes de préparation ne serait pas complète si on ne parlait pas des gestes de rupture de la préparation. Lorsque celui qui se balance sur son fauteuil se tourne les pouces, se triture le nez, se tire l'oreille, s'arrête de faire ces gestes, c'est une rupture de préparation. Les vendeurs, par exemple, savent qu'ils ne peuvent plus argumenter lorsque ces gestes cessent. Le fait de continuer la discussion va agacer le client. Cet énervement restera imprimé dans son cerveau, et, lors de la prochaine visite, il n'attendra pas pour couper court à toute argumentation.

« Est-il possible de définir le caractère de son ami (futur mari) via des jeux comme le tennis, le volley et autres sports ? »

Une maman lance le ballon à son enfant avec beaucoup de précaution. Elle sait que l'enfant, malhabile, peut se faire mal en recevant le ballon sur la tête. Cela étant, elle en profite pour étudier les réflexes de sa progéniture et se fait une idée de sa dextérité, donc du niveau de son développement.

Le père qui joue au foot avec ses garçons fait très attention à ne pas tirer trop fort ; ses fils, en revanche, vont frapper le ballon comme des sauvages pour marquer le but, mais surtout pour montrer leur force.

Lors d'un match, le jeune footballeur qui a raté son coup va dégager en touche pour passer sa rage, comme celui qui vient de perdre son set de tennis jette sa raquette au sol et part en pleurant ou en tapant du pied.

Tous ces gestes liés au sport et au jeu en général sont les signes les plus marquants d'une personnalité et d'une éducation. Mais pour comprendre le caractère d'un individu, il faut bien distinguer les gestes qu'il aura vis-à-vis des autres et ceux qu'il utilisera envers lui-même, dans la victoire et la défaite.

Les gestes vis-à-vis de soi-même

Prenons le cas du sujet qui vient de perdre un match (collectif ou individuel). Il se tourne vers le ou les vainqueurs, le buste légèrement incliné, un large sourire aux lèvres, avec peut-être un petit haussement d'épaules pour dire « dommage », les mains bien en avant, et salue le vainqueur. Il rentre au vestiaire avec une démarche lente mais vive. Il pense déjà à la revanche et analyse ce qu'il a mal fait pour se corriger. C'est, s'il ne simule pas, un vrai gentleman qui sait se tenir dans l'adversité. Dans sa vie, face aux épreuves qu'il devra affronter, on peut compter sur son *fair-play*.

Si le perdant s'en va en laissant tomber ses bras le long du corps avec les poings serrés ou en shootant les cailloux devant lui, en baissant la tête et en grommelant des mots difficilement compréhensibles, ça n'est pas forcément un signe qui montre que l'on a affaire à un mauvais bougre ! C'est le signal qu'il a pris la partie très à cœur et qu'il s'autopunit. Il se sent responsable avant tout. Il y a fort à parier que dans les vestiaires, il va jeter ses affaires violemment dans son sac et hurler quelques jolies injures à l'endroit de ses chaussures ou de ses chaussettes. Comme sa déception lui fait oublier les règles de base de la politesse, il faudra observer si, la colère passée, il revient vers ses coéquipiers puis ses adversaires pour les congratuler chaleureusement. S'il fait cela, c'est un homme ou une femme qui prend tout au sérieux dans un premier temps, qui ne se domine pas, mais qui sait revenir au calme et respecter les règles de la vie en commun. En revanche, s'il ne revient pas vers les autres, s'il continue à faire la tête et à bougonner, c'est que l'individu n'a pas d'éducation. Ses pulsions et ses émotions sont plus fortes que sa raison. Son cerveau ne commande pas ses nerfs.

Si cela se produit chez un enfant, ses parents et ses entraîneurs doivent rapidement lui apprendre les règles de la vie en société, faute de quoi, dans sa vie d'homme de tous les jours, il aura bien du mal à travailler en équipe et à être le leader d'un groupe. S'il s'agit d'un adulte, le cas est plus compliqué : on ne pourra plus le former et obtenir de lui ce que toute collectivité d'hommes demande à ceux qui prennent des responsabilités, à savoir le fait de dominer à tout instant leurs pulsions.

Ce style de comportement se produit souvent chez ceux qui croient être déjà de grands champions, très doués, bien au-dessus des autres. Il est fort probable que même très performant, ce type d'individu n'aille pas très loin dans la conquête des titres et de la gloire. Le sport, même individuel, ne sourit pas à ceux qui n'admettent pas la défaite, le partage des responsabilités et un certain équilibre entre la volonté de faire et de respecter les autres. Les fédérations sportives et les clubs ont ici une lourde responsabilité : pour avoir participé à bien des aventures sportives de haut niveau, j'ai constaté que, face à un être doué, les entraîneurs passent souvent sur les mauvais comportements en faisant des remontrances, certes, mais en n'allant pas jusqu'à priver de match ou de compétition celui ou celle qui s'adonne à des crises d'individualisme.

Le non-verbal dans la défaite est révélateur de l'éducation et de la capacité à maîtriser ses nerfs. Le non-verbal de la victoire l'est encore plus. Prenons le cas de celui qui gagne son match de tennis. S'il exulte de joie lors de la balle de match, comme le font les champions à la télévision, c'est qu'il décharge son stress. Il a battu l'autre, il a tué l'ours, il fait des gestes de vainqueur ! Il n'y a rien à redire à cela. Mais aussitôt après, il s'empresse d'aller littéralement consoler son adversaire. S'il entoure le perdant de son bras et le réchauffe en quelque sorte, c'est que l'on a affaire à une personne qui sait dominer ses joies pour prendre en compte la peine et l'amertume des autres. En revanche, si le gagnant, après avoir exulté, se précipite vers ses amis pour se faire congratuler et aduler, c'est que l'individu est centré sur lui-même, mal éduqué et profondément égoïste. Même si on est très amoureuse de lui, il vaut mieux réfléchir à deux fois avant d'aller plus loin.

Les gestes vis-à-vis des autres

Si vous vous intéressez au football, observez la différence de comportement et de gestuelle entre les équipes amateurs de quatrième division, qui arrivent en quart de finale de la Coupe de France, et les équipes professionnelles qui leur sont opposées. Dans les équipes amateurs, on peut lire dans les gestes de chacun la solidarité, l'envie de gagner et de vivre une aventure merveilleuse. Même si le match est perdu, les gestes d'amitié et de solidarité sont là. Dans les équipes professionnelles de première division, les comportements sont différents : sauf rares exceptions (Michel Platini, Pelé), on observe surtout des comportements individuels de stars. À l'encontre du rugby qui est un jeu essentiellement collectif, le football professionnel est un jeu de vedettes qui jouent individuellement en équipe parce qu'il n'y a pas d'autres moyens de le faire.

Les gestes vis-à-vis des autres s'étudient aussi dans des jeux d'une simplicité dérisoire. Avec vos amis ou vos collègues, prenez un ballon, mettez-vous en cercle et faites-vous des passes. Le jeu consiste à ne pas faire tomber le ballon à terre. Celui qui laisse tomber le ballon a perdu et ainsi de suite. Aussitôt, des alliances vont se former. Les forts iront avec les forts et les faibles seront éliminés.

L'égoïste, le centré sur lui-même, n'a pas besoin d'alliance. Il est certain de son pouvoir et lance le ballon en direction du plus faible avec violence. Son but : éliminer ses amis les uns après les autres. À chaque fois qu'un collègue laissera tomber le ballon après l'avoir lancé, il exultera de joie et fera de grands gestes. Il ira jusqu'à se frapper la poitrine comme Tarzan. Comme c'est un jeu, tout le monde rira.

Le leader, lui, va tout de suite faire une série de lancés pour tâter son terrain et voir qui est habile et qui ne l'est pas. Il va choisir son camp. Il lancera doucement le ballon vers ceux qu'il veut protéger et tentera des expériences très différentes, ballon très haut, ballon très bas, pour faire sortir le méchant Tarzan. Jamais il ne lancera le ballon méchamment vers ses joueurs. Celui qui se conduit de la sorte sait faire travailler son équipe. Est-il pour autant un compagnon ou une compagne pour la vie ? Le jeu de ballon n'est pas suffisant pour cataloguer un individu. Cependant, celui qui procède de la façon qui vient d'être décrite est probablement une personne digne d'intérêt et d'une analyse plus poussée.

Regardons *les malhabiles*, ceux qui laissent tomber le fameux ballon. Il y a ceux qui, au lieu de prendre le ballon à pleines mains, font un geste de défense ou de protection en mettant les mains devant eux, les bras en l'air. Plus le ballon leur est envoyé fortement, plus ces personnes évitent l'effort pour le récupérer. Toute leur gestuelle est organisée pour ne pas se faire mal. Le torse courbé, les fessiers en arrière, elles tentent de bloquer la balle par un geste désespéré. Sur leur face, on peut lire l'angoisse ou la peur. Cette gestuelle nous révèle que face à un problème, la personne va d'abord éviter le pire et surtout ne pas faire passer en priorité le jeu ou la victoire.

On trouve aussi très souvent *le comique*, celui qui rate le ballon et qui fait semblant de tomber, de s'évanouir ou de mourir. Dans sa vie « réelle », ce joueur saura toujours se sortir d'une mauvaise pente en faisant des pirouettes. Il est drôle, créatif, mais on ne sait jamais vraiment ce que mijote son cerveau. Faut-il le prendre comme mari ou compagnon ? Oui, si vous êtes une femme qui a la tête sur les épaules et qui est capable dans le couple de ramener le sérieux lorsqu'il y a des problèmes.

Il reste enfin *le râleur*, celui qui rechigne sur le moment inopportun du lancer de ballon ou qui estime que le lanceur n'a pas respecté les règles. Si le râleur quitte le jeu, on peut analyser son geste comme on l'a fait précédemment avec les gestes vis-à-vis de soi-même. Si, au contraire, il reste dans le groupe et réussit à ne pas faire tomber le ballon, il se comportera par sa gestuelle comme un chimpanzé face au danger. Il fera du bruit pour se donner du courage. En fait, il veut commander, changer les règles et gagner par sa façon d'organiser les choses. Il y a un fort potentiel dans ce type d'individu. Il faut simplement vérifier qu'il a un esprit d'équipe et pas seulement une vison individualiste des choses.

La partie est finie, le gagnant est là ! Revenez à l'analyse des gestes vis-à-vis de soi-même pour identifier votre gagnant.

« Être gaucher ou droitier, cela a-t-il un sens dans la gestuelle ? »

C'est un fait que le droitier domine notre monde. La question est de savoir qui sera à la droite de Dieu lors du jugement dernier. Le maître de maison place l'invité d'honneur à sa droite. À table, le verre à vin est à droite. On se serre la main droite et jamais la gauche. Chez les Musulmans, donner la main gauche est une injure ; en Occident, c'est un signe de dédain.

Face à cet impérialisme de la droite, la légende voudrait que les gauchers soient plus créatifs que les droitiers. Pour appuyer cette thèse, voici quelques gauchers célèbres : Sigmund Freud, Albert Einstein, Albert Schweitzer, Léonard de Vinci, Michel-Ange, Raphaël, Ramsès II, Alexandre le Grand, Jules César, George Bush, Ronald Reagan, Bill Clinton, Winston Churchill, Fidel Castro, Beethoven, Maurice Ravel, Maradona, Martina Navratilova, Monica Seles, John McEnroe.

Il n'y a pas de traces d'études sérieuses sur ce sujet. Mais la seule chose que l'on sait, c'est qu'il y a de vrais et de faux gauchers. Faites le test :

- Si le centre de votre dos vous démange, quelle main choisissez-vous pour vous gratter ?
- Croisez vos bras : quel est le bras qui est au-dessus ? Même chose en croisant vos mains : quel est le pouce qui est au-dessus ?
- Avec quel œil visez-vous ?
- Avec quelle oreille entendez-vous le mieux ?
- Comptez jusqu'à cinq sur vos doigts : quelle main utilisez-vous ?

En matière de gestes, nous savons que la main droite est reliée au cerveau gauche, alors que la main gauche est reliée au cerveau droit. Dans les gestes iconiques comme dans les gestes métaphoriques, on ne fait pas de distinction entre les mains. En tout état de cause, la gestuelle ne semble pas affectée par ce problème.

« Je trouve que Nicolas Sarkozy a une drôle de démarche. Cela est-il un signe important pour comprendre son caractère ? »

La démarche d'un individu, homme ou femme, est effectivement un signe très important pour comprendre sa personnalité. Pour autant, on ne peut pas analyser la façon de marcher de quelqu'un sans savoir où il va à ce moment-là et la raison de son déplacement. C'est en fonction des situations que l'on doit analyser la démarche. En d'autres termes, il faut analyser comment marche un individu quand il y a urgence, quand il se promène, etc. Quoi qu'il en soit, il faut savoir qu'il y a plusieurs types de démarche, à peu près similaires chez les femmes et les hommes.

La glissade

D'abord, nous avons celui ou celle qui marche en « glissade ». Regardez comment défilent les troupes anglaises : elles font glisser leurs pas sur le sol. C'est généralement un pas qui reflète la prudence ou la majesté. On marche comme sur de la glace, comme si le sol n'était pas certain. Les personnes âgées utilisent ce pas. Ceux qui voient mal font de même pour éviter de se trouver face à un obstacle. Parfois, une personne en inspection marche de la sorte : elle ralentit son pas pour mieux observer. Dans tous les cas, c'est le signe de la prudence ou de la recherche de quelque chose. Les femmes qui sont dans un magasin, pendant les soldes, peuvent avoir ce type de pas lorsqu'elles cherchent la bonne affaire.

La titubante

On observe aussi certaines démarches que l'on qualifie de « titubantes ». Le président Ronald Reagan avait ce type de démarche. C'est souvent le signe d'un dysfonctionnement ou d'une maladie. À la fin de sa vie, le président François Mitterrand marchait souvent ainsi. Cela peut aussi être la marche d'un intellectuel ou d'un chercheur qui, la tête dans les nuages, ne fait pas attention à la façon dont il se déplace, mais réfléchit en marchant.

Le canard

La marche du « canard » se définit par des pieds positionnés en forme dix heures dix. C'est la marche de ceux qui dominent. Ils sont bien en équilibre dans leurs chaussures et avancent en écrasant l'obstacle. Ils déroulent généralement leurs pas en posant le talon nettement sur le sol, puis en faisant basculer le pied jusqu'à ce que la pointe arrive en bout de course. Les pas peuvent être lents ou rapides en fonction de la situation : le rythme de la marche n'est pas un signe déterminant. Les personnes qui marchent de la sorte donnent par leur allure un grand signe de force, de courage, de détermination. C'est le pas de ceux qui ne doutent pas. Généralement, ces personnes font pivoter leur tête de droite à gauche pour bien observer ceux qui se trouvent sur leur chemin. Cette démarche s'accompagne souvent de mimiques du visage qui montrent un grand sourire, des yeux rieurs. Il est rare que les femmes adoptent ce pas ; il est plutôt, sauf exception (femmes P-DG), réservé aux mâles. D'ailleurs, il n'est pas impossible que Nicolas Sarkozy et François Hollande aient ce type de démarche.

Le promeneur

La marche du « promeneur » est celle de l'individu qui observe, qui prend son temps, qui flâne. C'est la démarche du grand patron qui visite une usine, ou celui de l'amateur d'art qui se trouve dans un musée ou dans les vieilles rues d'une ville. Ce marcheur jouit du spectacle. Cela indique que le cerveau du marcheur est au repos et qu'il ne voit aucune raison d'accélérer le pas. Sa tête est bien droite, et, dans la plupart des cas, ses mains sont dans ses poches. À la fin de son quinquennat, Jacques Chirac marchait de la sorte.

Le traceur

C'est celui qui marche avec les pieds parallèles. Il donne l'impression de chausser des skis de fond et de suivre sa trace. C'est le signe d'une personne qui a une idée fixe en tête et qui avance sans se préoccuper du terrain, de la route ou des gens qu'il croise. C'est une démarche de petits pas. Le corps et la tête sont penchés vers l'avant. Beaucoup de femmes utilisent ce pas. Lorsqu'elles font leurs emplettes dans leur supermarché, elles vont de rayon en rayon sans regarder les linéaires de droite ou de gauche. Elles savent où sont leurs produits et ne se laissent pas distraire.

Le moineau

Ce pas est celui de la personne qui sautille sur ses pieds pour avancer, comme le fait un petit moineau. Rapide, ce pas traduit une énergie et une tonicité sans limite. Le cerveau est en ébullition. Ce pas est souvent utilisé lorsque les choses vont mal. Les infirmières, dans les blocs opératoires ou dans les services de soins intensifs, marchent de la sorte. Elles doivent, pour assister le malade, avoir un pas alerte et être capables de changer de cap dans la seconde, ce que favorise le pas du moineau.

La panthère

C'est le pas souple de la femme qui est en phase de conquête d'un individu ou qui suit un objectif de façon précise. C'est un pas lent, qui met en avant le galbe des jambes et qui force ceux qui regardent à voir ces jambes et le déhanchement du bassin. Les pieds se lancent l'un devant l'autre de façon souple et la trace des pas est nette. Toutes les femmes peuvent avoir cette démarche, qui correspond à celle des mannequins.

Le chinois

Ce sont des petits pas, généralement de femmes, qui débordent de tendresse et d'affection. Ils sont souvent utilisés dans le cadre de la soumission. Le sujet ne veut pas attirer l'attention par un bruit intempestif ou par des mouvements trop clinquants. Souvent, les hommes convoqués par leur chef s'adonnent à ce type de pas pour témoigner la politesse et la déférence.

La personnalité d'un individu n'est donc pas réductible à un type de démarche, mais, sauf incident particulier, nous revenons tous à notre pas de base.

« Y a-t-il une gestuelle du coup de foudre ? »

J'ai assisté, pour ma part, à deux coups de foudre.

Le premier s'est passé dans un séminaire que j'animais avec des cadres d'un grand groupe. Nous étions une bonne douzaine.

© Groupe Eyrolles

200

Ces cadres ne se connaissaient pas. Ils venaient de différentes filiales européennes de l'entreprise. Elle avait environ trente-cinq ans, était mariée et avait deux enfants. Lui avait la quarantaine. Il était également marié avec des enfants. À la fin du séminaire de trois jours, ils sont partis ensemble, ont quitté leurs époux respectifs et fondé un nouveau foyer. Je puis dire que j'ai vu le coup de foudre « foudroyer » les deux amants comme le tonnerre qui tombe sur un arbre. Comme le font tous les animateurs, je regardais, pendant le tour de table de présentation tout au début du séminaire, comment chacun se présentait et se comportait, de façon à inscrire dans ma mémoire leur appartenance typologique, leur gestuelle et leur intérêt pour le thème du séminaire. Le non-verbal dans ces tours de table en dit long sur la façon dont chacun va participer. C'est un peu comme l'apéritif avant un dîner ! On se regarde, on se parle, on voit où sont les affinités, ceux qui ne vous plaisent pas, etc. Elle parla la première. Elle était pâle et je crus que, fatiguée par le voyage, elle avait du mal à récupérer. Lorsque vint le tour de l'homme, il avait l'air très excité, comme s'il avait eu une promotion ou avait gagné au Loto avant d'entrer en séance. En fait, ils s'étaient vus la veille au soir en arrivant. Ils s'étaient regardés mais ne s'étaient pas parlé. Ils avaient participé au dîner d'accueil et ne s'étaient pas quittés des yeux. Je n'assistai pas au dîner. Une amie de la foudroyée me confia plus tard que cette dernière lui avait dit « je ne vais pas bien, je monte me coucher ». Lui, paraît-il, était resté seul au bar avec des collègues, mais il ne participa pas aux différentes animations classiques dans ces veilles de séminaire (billard, baby-foot, etc.).

Pendant le séminaire, ils ont bien essayé de participer, mais leur esprit était ailleurs. Elle ne cessait de se passer les mains dans les cheveux, de se tenir la tête, de descendre les mains sur son visage et de recommencer. On pouvait imaginer qu'elle avait un problème avec les exercices proposés au groupe. En fait, il n'en était rien, elle ressassait ses problèmes et le choix qu'elle devait faire. C'est elle qui me donna cette version bien après ce séminaire. Lui était hors du coup. Il cachait la situation par une hyperactivité dans ses gestes et ses mimiques. J'ai eu l'occasion de revoir nos deux amoureux. Lui me confia qu'en la voyant, son cœur s'était mis à battre la chamade. Il n'avait plus de souffle et ne pouvait prononcer un mot. Il était tétanisé et pensait faire un infarctus. La femme en question me raconta qu'elle avait failli se trouver mal. Elle avait subitement ressenti une douleur épouvantable au ventre comme lorsqu'elle avait accouché. Ses jambes ne répondaient plus. Ce qu'ils m'ont dit plus tard, quand je les ai revus, c'est qu'ils avaient compris dans l'instant où ils s'étaient vus qu'ils ne pourraient jamais plus vivre l'un sans l'autre. Ce fut pour eux comme une apparition. Le paradis, le bonheur était là, devant eux, plus rien ne comptait. Ils ont immédiatement compris qu'ils allaient devant des ennuis incommensurables vis-à-vis de leur famille. Mais cela n'a rien changé à leur décision. La seule chose dont je sois certain, c'est de leur regard, non pas pendant le séminaire, mais après, quand je les ai retrouvés. Je connais bien le regard plein de tendresse des gens qui s'aiment. Mais celui-là était incroyablement beau. Il me rappelait celui que l'on nous montre des miraculés de Lourdes ou des enfants de Medjugorje lors des apparitions de la Vierge.

Le second coup de foudre s'est passé un soir pendant les vacances. Mon épouse et moi-même étions invités chez des amis à une soirée barbecue. Comme j'avais un couple d'amis qui venait d'arriver pour passer quelques jours avec nous, j'avais demandé l'autorisation à ceux qui nous avaient invités de les amener avec nous pour ne pas les laisser seuls ou être dans l'obligation de décliner l'invitation. En vacances, deux personnes de plus ne posent pas de problème ! Et nous voilà tous partis. En arrivant, la maîtresse de maison nous ouvre la porte de la propriété et je lui présente mes deux amis. Elle (la maîtresse de maison) ne connaissait pas mon ami. Elle ne l'avait jamais vu. Ils se sont serrés la main, se sont regardés longuement, lentement, sans sourire. Ils n'ont rien dit. La femme de mon ami, mon épouse et moi-même sommes entrés pour retrouver les autres convives, sans prêter attention à mon ami et à la maîtresse de maison. Après les plaisanteries d'usage et la sangria, le moment de passer à table vint enfin. Le maître de maison s'inquiétait de ne pas voir sa femme, et l'épouse de mon ami se demandait elle aussi où était passé son mari. Comme l'ambiance était chaude, on imagina des tas de choses et les mauvaises plaisanteries fusèrent. Tout le monde était convaincu qu'ils étaient simplement partis se baigner. Environ une heure après notre arrivée, alors que nous dévorions nos premières brochettes, le téléphone sonna et l'on me demanda. C'était mon ami qui me disait « nous sommes partis, nous ne reviendrons jamais, ne cherche pas à savoir où nous sommes ». Ils avaient eu un tel coup de foudre qu'ils avaient renoncé à tout, dans l'instant. C'est une histoire vraie ! J'ai revu mon ami des années après à l'étranger. Il était toujours avec elle. Je lui ai demandé de me décrire ce qui s'était passé, et il m'a répondu : « quand je l'ai vue, j'ai vu le paradis et j'ai compris que ma vie sans elle était impossible ». Elle, qui était mon amie, m'a confié que plus rien ne comptait dans la vie à partir du moment où leurs yeux se sont croisés.

J'ai beaucoup étudié les regards des amoureux. Ayant été maire d'un village, j'ai fait beaucoup de mariages. Je sais ce qu'est le regard de tendresse du marié, ou le regard d'émotion de la jeune mariée qui ne peut retenir ses larmes et qui éclate en sanglots. J'ai vu des divorcés refaire leur vie, se remarier et avoir ce fabuleux regard des gens blessés qui retrouvent la paix et un nouvel amour. J'ai vu le regard de mes fils et filles lors de leur mariage. Mais le coup de foudre est un regard vraiment particulier qu'il nous est impossible d'avoir même si nous désirons l'autre, même si nous sommes follement amoureux. Oui, il y a une gestuelle du coup de foudre, et c'est seulement dans les yeux et le regard que cela se passe. Le cerveau est alors anéanti !

« Y a-t-il des gestes de la fin d'un amour ? »

Quand on n'aime plus, le cerveau devient fainéant. Il ne fait aucun effort, et par là même, les gestes ne viennent pas. Si un homme ou une femme qui n'aime plus embrasse l'autre avec les yeux ouverts, c'est qu'il n'y a plus grand chose à faire, l'amour est consommé. Si l'homme tient sa femme par l'épaule, il la considère plus comme une amie que comme celle avec laquelle il copule. S'il marche devant elle, il montre qu'il ne fait même plus attention aux conventions de bon usage. Enfin, observez le regard de l'un ou de l'autre s'il n'y a plus de désir ni d'émotion : ce sont des yeux de poisson pas frais qui regardent l'autre.

Le couple Ségolène Royal et François Hollande

Pendant la dernière campagne présidentielle, lors d'un grand meeting, François Hollande accueillit Ségolène Royal. Beaucoup de journalistes savaient que le couple allait se séparer mais ne disaient mot. Pendant une émission sur M6, on me montra la vidéo. Immédiatement, j'affirmai que le couple n'allait pas bien.

Si vous pouvez revoir cette vidéo, vous comprendrez : Ségolène arrive sur le podium, François Hollande reste sur place et ne fait pas un pas vers elle. Ce geste est impensable, car quand un homme aime une femme, il va la chercher. Il prend le bras de Ségolène et non sa main, ce qui est impossible pour un homme qui aime. On prend l'amour de sa vie par la main, ou mieux, par la taille, mais jamais par le bras. Il lui fait une bise mais ne la regarde pas, alors que si on aime, on regarde toujours les yeux de sa dulcinée. Enfin, il la pousse vers le pupitre sans un seul geste d'encouragement (il pourrait la regarder et lui faire un petit geste de connivence).

« Les enfants ont-ils les mêmes gestes que les adultes ? Peut-on savoir ce que pense un adolescent en analysant ses gestes ? »

Il faudrait écrire un livre complet sur la gestuelle des adolescents et leur non-verbal pour explorer les problèmes qu'ils posent. Pour ma part, j'ai élevé, avec mon épouse, sept enfants : cinq garçons et deux filles. Comme tous les parents, j'ai cherché à savoir s'ils nous disaient la vérité, s'ils couvaient quelque chose de bizarre ou s'ils nous racontaient des histoires à propos de leurs amis, de leurs sorties et surtout à propos de la drogue.

Les jeunes enfants ne sont pas très difficiles à cerner. Ils ont des gestes simples qui ne sont jamais ou rarement au service d'une simulation. Quand le petit ne veut pas dire bonjour à la dame, il préfère se rouler par terre ou se cacher derrière sa mère plutôt que de faire comme les adultes. Au fond, la simulation marque la fin de l'enfance et le début de l'adolescence, du moins en matière de gestuelle et de communication non verbale. Certes, l'enfant sait mentir, mais uniquement en cas de danger imminent qui met en cause sa survie.

Avec l'adolescent, la chose se complique. Ils font tous les gestes des adultes et les utilisent plus que ces derniers pour simuler ou laisser transparaître leurs émotions. L'adulte, lui, sait, pour des raisons sociales ou personnelles, contenir ses émotions jusqu'à une certaine limite. Il a aussi conscience qu'il ne peut pas tout simuler et que, dans certains cas, il sera vite découvert. L'adolescent pense souvent qu'il est plus fin que les adultes et qu'il a un vrai talent pour jouer la comédie et faire en sorte que ses parents prennent des vessies pour des lanternes. Ce n'est pas une question d'époque, nous avons aussi eu ce sentiment à l'endroit de nos parents !

Pour comprendre les gestes des adolescents et leur non-verbal, il faut d'abord cerner leur façon d'être et de se comporter face aux autres. Nous autres, adultes ou adolescents, appartenons à un type comportemental quand nous sommes en société.

Lorsque deux personnes adultes se rencontrent et qu'elles doivent « commercer » ou « communiquer » ensemble, elles ont automatiquement un comportement réflexe de défense ou, à tout le moins, une approche prudente. Ce comportement s'exprime chez chaque individu de façon très particulière par ce qu'il est convenu d'appeler une « typologie relationnelle primaire ». Pendant quelques instants, pour se protéger de l'autre, pour mieux l'observer ou pour ne pas céder à ses charmes, chacun va se comporter d'une façon réactive.

On distingue ainsi des comportements de :

- Diva
- Bon copain
- Oui mais
- Égal à égal
- Fuyant
- Savant

Les adolescents, comme les adultes, entrent eux aussi dans cette typologie.

L'adolescent « diva »

Parfois, l'un de nos enfants se comporte comme une diva. Ceci est vrai pour les garçons comme pour les filles. Les jeunes « divas » regardent leurs parents comme s'ils étaient quantité négligeable. Ils ne sont jamais satisfaits, trouvent toujours à critiquer et ne cachent pas qu'ils pensent que les membres de leur famille sont des ringards et la norme personnifiée. Ils s'habillent mieux que les autres, savent quels films il faut voir et ceux qu'il faut absolument éviter sous peine de passer pour un fieffé imbécile. Ceci ne veut pas dire qu'il n'y a pas de sentiment ou d'amour chez ces divas ! Non, ils sont comme la Callas ! Il faut tout leur passer, tout accepter de leur part. Le regard lointain, le menton volontaire, la moue facilement accrochée au sourire, ces divas, garçons ou filles, donnent l'impression que l'abolition des privilèges n'a jamais eu lieu. Au moment de poser leur question, ils n'ont aucune expression d'amitié, de respect humain, de remords ou de quoi que ce soit qui ressemble de près ou de loin à une trace d'humanité ! Faites de phrases courtes et de mots secs, leurs questions peuvent être, pour une oreille non avertie, assimilées à un ordre ou à un reproche.

Cela ne correspond pas à un sentiment de révolte, c'est simplement un comportement de contact qui conduit à des airs d'intouchable. La personne diva n'est pas dédaigneuse par nature, mais son comportement hautain correspond à sa façon de se donner une personnalité ou du courage au moment de lier contact avec un tiers.

La diva est au centre du monde, et ses parents, par définition, sont des inférieurs dévoués. En ce qui concerne l'amabilité, là encore, il faut éviter les erreurs. Il n'est pas nécessaire d'être extraordinairement bienveillant. Il faut l'être, mais sans emphase. Il ne faut pas essayer d'être trop proche non plus. Ce qu'il faut, c'est paraître authentique. La diva apprécie l'interlocuteur professionnel, celui qui n'en fait pas trop mais qui a une personnalité assise. C'est ce qui explique qu'elle adore l'oncle Paul qui a brillamment réussi et qui, lui, ne fait pas ringard.

Dès que la diva comprendra qu'elle a été reconnue et qu'elle est en présence d'un parent à l'amabilité froide, elle redeviendra petit à petit une personne « comestible ». La façon de regarder la diva prend ici une importance capitale : il ne faut surtout pas lui donner l'impression, par un trop grand sourire, qu'on s'applique à être gentil et aimable. La diva ne supporte pas les gestes forcés, les attentions trop prononcées et soulignées du corps ou des mains. Ces messages la renforcent dans son comportement hautain et dans son sentiment de domination de l'autre. *A contrario*, celui qui sait avoir un regard attentif, intéressé mais non complaisant, a de fortes chances d'être pris en considération. Avoir le bon réflexe avec une diva et montrer une amabilité contenue, c'est s'assurer que cette dernière va se décrisper et redevenir une personne abordable avec laquelle on pourra avoir une communication normale.

L'un de mes petits-fils est une pure diva. Il travaille très bien en classe mais il est l'être supérieur de la famille sorti de la cuisse de Jupiter. Il respecte ses parents, mais ces derniers passent des heures à lui faire faire des choses que, par nature, il estime ne pas devoir faire eu égard à son rang. Il s'agit, par exemple, de ranger sa chambre, ses chaussures, etc. Rien ni personne ne peut le convaincre de faire ce qu'il pense être avilissant pour lui. Il ne sert à rien de le raisonner, de commencer des discussions à n'en plus finir, car il n'écoute jamais ou ne prend pas au sérieux ceux qui lui parlent.

Le problème avec les divas est qu'elles se coupent facilement de leurs parents et construisent un monde de relations qui échappe à l'autorité familiale. La diva peut donc faire des erreurs de jugement par le simple fait que son comportement n'est pas forcément signe de supériorité réelle ou d'intelligence. Il n'est pas recommandé d'être le père ou la mère qui s'abaisse devant cet enfant ou qui le force par un hyper autoritarisme à faire ce qu'il ne veut pas faire. En d'autres termes, il ne faut être ni copain, ni gendarme. Il faut simplement observer ses mimiques et ses gestes métaphoriques pour savoir à quel moment cette diva n'est plus aussi sûre d'elle qu'elle tente de le faire paraître. Avec les enfants divas, il faut trouver, dans la famille ou chez les amis, l'adulte qui est considéré comme authentique, et faire en sorte que celui-ci soit toujours en contact avec l'adolescent. Bien évidemment, l'enfant diva est crispant, et les signaux qu'il envoie sont parfois insupportables. Mais dans ces signaux, il y a parfois des communications qu'il faut absolument comprendre. Généralement, il faut être vigilant au fait qu'un adolescent diva devient de plus en plus diva ou, au contraire, perd d'un seul coup cette gestuelle très particulière. Tout changement de comportement peut être interprété comme la conséquence d'un problème.

L'adolescent « bon copain »

Le bon copain est l'adolescent qui rit et communique son apparente gaieté à tous en permanence. Sa gestuelle est plaisante. Il veut faire croire (ou croit) par ses mimiques que rien n'est définitif, sérieux ou catastrophique pour lui dans la vie (ses bras montent d'un seul coup en l'air avec une contorsion du tronc).

En fait, ces adolescents cachent souvent leur anxiété, leur volonté de dominer l'autre ou de le démasquer, en prenant systématiquement en début de discussion un air jovial et bon enfant.

Le danger avec ce type d'adolescents est que l'on pense ne pas avoir à faire d'effort pour les comprendre ! Quoi que l'on fasse, quoi que l'on dise, tout se passe bien et dans la bonne humeur. Il n'est pas rare que les parents qui doivent communiquer avec les « bons copains » tombent dans le piège d'utiliser le réflexe de l'humour et de forcer leur degré d'amabilité en jouant sur la proximité. Rapidement, on n'est plus perçu véritablement comme un parent que l'on écoute et auquel on obéit. Avec ce genre de personnages, pour être en parfaite relation, il faut donc savoir garder ses distances et éviter tout débordement trivial.

Il n'est pas rare d'observer que ces enfants, sous un habitus très ludique, cachent une véritable angoisse, soit sur ce qu'il convient de faire dans la vie, soit sur leur positionnement dans la famille. Avoir le bon réflexe, c'est d'abord les questionner pour déceler le problème, et ensuite se comporter en parents lucides et responsables. Si on les interroge avec habileté, très rapidement, ils vont cesser leurs plaisanteries et devenir plus sérieux. En termes de gestuelle, il faut éviter tout signe de complaisance ou de familiarité. Plus le visage, les mains, les mimiques exprimeront l'intérêt et la neutralité, moins le bon copain aura la possibilité de repartir dans ses plaisanteries et autres rires tonitruants, et plus il aura de chances de se calmer.

L'adolescent « oui mais »

C'est l'adolescent le plus harassant ! Plus on lui explique les avantages des choses, des options de la vie, et plus il pose de questions pour remettre en cause ce qu'il semblait avoir accepté quelques instants plus tôt.

Cette façon de faire cache en réalité une grande anxiété et un manque d'analyse des choix possibles dans le cadre d'un achat ou d'une prise de décision. Le cerveau de cet enfant n'arrive pas à prendre une décision ou à visualiser les possibilités qui s'offrent à lui. On le prend pour un « discuteur », une forte tête, mais souvent il n'en est rien.

Comme dans le cas de la diva ou du bon copain, c'est une façon de se comporter lors des premiers contacts. Si l'on sait être un parent compréhensif avec un « oui mais », on peut éviter de le laisser s'auto-alimenter en « oui » et en « mais ». Il faut pouvoir le ramener à une façon d'être plus acceptable et agréable pour entamer une discussion constructive.

Dans sa gestuelle, le « oui mais » est infiniment agaçant. Il ne fait pas de simagrées. Il est naturel et regarde avec un sourire franc, dénué de toute composition mimétique. Il pose ses questions directement et sans malice. Le piège consiste à se montrer agacé ou las, ou encore à tenter de poser une bonne fois pour toutes la question : « Mais finalement, que veux-tu pour ton anniversaire ? »

Le premier réflexe qu'il faut avoir avec ce type d'enfant est de lui laisser de l'espace. C'est le réflexe contrôlé. Il ne faut pas l'assaillir de questions puis de réponses ou argumenter et sur-argumenter. Plus on veut convaincre un « oui mais », plus on va provoquer le réflexe du oui, mais. Il convient donc de ralentir son ton de voix et d'essayer de forcer sur l'empathie et la proximité. Il faut montrer qu'on le comprend, qu'on se met aussi à sa place, qu'on participe à ses inquiétudes et interrogations. Ce faisant, le « oui mais » va petit à petit retrouver le calme dans son esprit. Dans tous les cas, il faut éviter de se comporter en « savant » et d'avoir réponse à tout. On ne sera pas considéré comme très aimable si l'on veut avoir raison sur tout.

L'adolescent « égal à égal »

Être parent face à une diva n'est pas chose simple, pas plus que face à un bon copain ou un « oui mais ». La chose devient encore plus difficile lorsqu'on est confronté à un adolescent « égal à égal ».

L'« égal à égal » est un enfant qui se positionne dans une discussion comme le ferait un juge, un arbitre, ou toute personne hors du jeu, hors des contraintes et des émotions. La neutralité de l'« égal à égal » est déroutante. Plus on essaye d'être gentil avec lui, plus on a l'impression qu'il ne se passe rien, que les efforts dépensés sont sans effet. On lui dit « donne-nous ton avis », « dis-nous ce que tu penses », et il ne répond pas, il ne dit rien.

L'« égal à égal » prend ses distances pour ne pas tomber dans le piège de l'émotion primaire de l'amitié et de la sympathie. Pour être certain qu'on ne le manipulera pas, il semble se détacher de la réalité et fait comme s'il analysait tout ce qu'on lui dit. Il cherche la faille, le mensonge, l'exagération pour se rassurer ou pour prendre sa décision. Lorsqu'on invite des amis et que l'adolescent est là, surtout faites vite taire ceux qui veulent absolument entendre le son de sa voix.

Il peut arborer un sourire mais il est discret. Souvent, il a les mains dans les poches ou les bras croisés, ou encore les mains dans le dos. Il n'aime pas qu'on l'approche de trop près. Il faut lui montrer notre empathie mais ne pas exagérer sur la proximité et la bienveillance. Au niveau des réflexes, l'humour est de mise comme la surprise. Ces deux types de réflexes donnent des résultats très positifs. Le père ou la mère doivent avec leur gestuelle témoigner d'un équilibre et d'une entente parfaite.

L'adolescent « fuyant »

Il est des enfants qui sont insaisissables. Ils fuient toute approche, toute marque de sympathie ou d'amabilité, et l'on ne sait pas très bien quel type de réflexe avoir avec ces personnes qui parlent doucement, qui ne finissent pas leurs phrases, qui gardent la moitié de leurs mots aux tréfonds de leur gorge. Généralement courbés, les pieds en dedans, ne sachant pas quoi faire de ses mains, la tête baissée, l'enfant « fuyant » fait mine d'être une victime pour se donner tout le temps d'écouter, de comparer, et de saisir le type de situation auquel il a affaire. L'adolescent fuyant n'est pas psychologiquement malade. Simplement, il utilise cette gestuelle pour se faire sa place dans la société. Surtout, il ne faut pas tenter d'enfermer un « fuyant » dans un choix binaire, de type « c'est oui ou c'est non », ni le forcer à prendre une décision. Le « fuyant » est fuyant, il faut donc le comprendre…

L'adolescent « savant »

« Monsieur je sais tout » existe. Avec lui, il est très difficile d'avoir une discussion sur la télévision comme sur l'histoire de France. Il est d'autant plus redoutable qu'il a pu glaner sur Internet toutes les informations qu'il désirait. Dans ces conditions, il ne pose pas de questions comme le ferait tout « demandeur ». Il parle et explique la vie dans un débit ininterrompu de paroles.

Avoir un réflexe de bon père impose de garder tout son calme et surtout de ne pas commencer une course au savoir. Le « savant » qui croit tout connaître, sur l'informatique, les voitures, la porcelaine de Limoges ou tout autre chose, parsème généralement son discours de contre-vérités, mais cela n'a aucune importance, il est votre enfant, et au fond, vous en êtes fier !

Si vous voulez vous mesurer à lui, il s'en suivra alors probablement un vrai conflit. Ne cherchez pas à avoir raison. Attendez votre jour. Être un père ou une mère avisé(e), c'est d'abord laisser parler le « savant » et faire comme si de rien n'était ! Il faut se montrer intéressé, attentif, et ne pas souligner par des gestes de désapprobation de la bouche ou par des haussements d'épaules ou de sourcils les erreurs qui sont dites.

Certains pensent que dans une telle situation, il faut jouer le rôle de l'hypocrite et faire comme si cet enfant était un prix Nobel de littérature, de médecine ou de science, en accompagnant son propos de mots et de gestes d'admiration tout en attendant patiemment qu'il s'épuise. D'autres estiment au contraire qu'il faut être soi-même, c'est-à-dire aimable, juste, tout en sachant faire comprendre qu'il y a peut-être une autre vérité sur terre.

Pour analyser ses propres enfants, il faut donc savoir à quel type ils appartiennent. Il faut aussi, pour être plus fin dans la recherche, se souvenir de ce que l'on était à cet âge-là. Après tout, vos parents ou grands-parents vous diront peut-être que vous étiez aussi une « diva » ou un « savant », ou que votre femme était une « égal à égal ». Ils vous diront comment vous cachiez les choses, comment vous simuliez. Ils ont en mémoire votre gestuelle. Ils ont appris avec le temps à vous décoder.

Ceci étant fait, notez tous les changements brusques dans les comportements et les excès, selon la typologie de chacun. Si, par exemple, le « fuyant » devient plus fuyant ou feint de ne plus l'être, commencez à vous poser des questions et observez bien ce qui ne paraît pas cohérent entre ce qui est dit et la gestuelle. Observez aussi comment les amis de vos enfants se comportent. Eux savent très bien ce qui se passe. Ils sont une source d'informations extraordinaire. Il ne s'agit pas de les questionner, mais simplement d'observer leur gestuelle, le ton de leur voix, leur regard quand ils vous parlent.

« Vous arrive-t-il de vous tromper ? »

L'analyse du non-verbal est très difficile à chaud, c'est-à-dire quand il faut, dans une négociation, dans une vente en temps réel ou dans une analyse en direct à la télévision, juger ou commenter celui qui s'exprime. Il faut faire très attention à ne pas se laisser emporter par ses propres émotions. Pour bien analyser, il faut en toute occasion rester impartial et neutre. Le problème consiste à bien faire la différence entre les informations et la communication que l'on reçoit. Il faut être informé aussi de la situation exacte que traverse la personne que l'on analyse. Dans tous les cas du direct, je regarde ce que ne veulent pas dire les gestes avant de passer à ce qu'ils veulent dire. Je me pose aussi la question de savoir ce que seraient mes gestes et mes mimiques si j'étais à la place de celui que j'analyse. Dans tous les cas, il faut être prudent, car on peut vraiment se tromper. En outre, il y a des personnes qui savent parfaitement simuler ; dans ce cas, c'est peine perdue !

Lorsqu'il s'agit d'une analyse à froid, c'est-à-dire lorsqu'on dispose de vidéos et que l'on peut voir plusieurs fois la personne analysée et utiliser le ralenti pour travailler sur les mimiques, le regard ou la position des mains, il est beaucoup plus rare que l'on fasse une grossière erreur.

L'analyse des gestes est un métier, et l'expérience est irremplaçable. Finalement, on retrouve souvent les mêmes situations.

Conclusion

Savoir ce que l'autre nous cache est probablement ce qui nous préoccupe le plus, lorsque nous regardons nos enfants, la personne avec laquelle nous partageons notre vie, ceux qui nous dirigent au niveau de la nation ou simplement dans notre travail. Cacher ce que nous pensons se fait lorsque nous négocions ou lorsque nous racontons l'un des moments les plus importants de notre vie. Dans tous les cas, nous cherchons à découvrir le secret de l'autre et à bien garder le nôtre.

Les mots et les discours truffés de mensonges et d'illusions ne sont jamais sûrs. *A contrario*, les gestes et les mimiques, et plus généralement le non-verbal, permettent de tout savoir de l'autre, et, si l'on en possède l'alphabet, de tout dissimuler aux autres.

Pour l'instant, le non-verbal n'est pas proéminent dans l'analyse du discours, mais les moyens modernes d'enregistrement de la voix et des gestes vont ouvrir une nouvelle ère, celle de la « *visible thought* », comme l'explique Geoffrey Beattie, professeur de psychologie à l'université de Manchester : demain, l'homme politique ne pourra plus cacher ses véritables intentions, et nous saurons aisément décoder la pensée profonde de celui qui nous dit « je suis votre ami », « je vous aime » ou « ça ne plus durer comme ça ». Les juges apprendront par le non-verbal de l'accusé que le coupable présumé est en réalité innocent.

Dans ce monde couvert par les médias et l'audiovisuel, la gestuelle va devenir une science incontournable que chacun devra connaître ; au même titre que l'on note les fautes d'orthographe, de conjugaison ou de syntaxe, on saura bientôt remarquer les gestes incohérents, ceux qui sont inutiles ou ceux qui tendent à masquer la vérité.

Oui, la science du non-verbal existe et elle est à la portée de tous.

Bibliographie

AARSLEFF H., *Condillac: Essay on the Origin of Human Knowledge*, Cambridge University Press, 2001.

ABOUDAN R. and BEATTIE G., "Cross-cultural similarities in gestures: the deep relationship between gestures and speech, which transcend language barriers", *Semiotica*, 111 : 269-94, 1996.

ARGYLE M., *The psychology of Interpersonal Behaviour*, Penguin, 1972.

ARGYLE M., ALKEMA F. and GILMOUR R., "The communication of friendly and hostile attitudes by verbal and non-verbal signals", *European Journal of Social Psychology*, 1: 385-402, 1971.

ARGYLE M., SALTER V., NICHOLSON H., WILLIAMS M. and BURGESS P., "The communication of inferior and superior attitudes by verbal and non-verbal signals", *British Journal of Social and Clinical Psychology*, 9: 222-31, 1970.

AUSTIN G., *Chrinomia or a Treatise on Rhetorical Delivery*, University Press, 1966.

BARAKAT A., "Arabic gestures", *Journal of Popular Culture*, 6: 749-87, 1973.

BATES E., *Language and Context*, Academic Press, 1976.

BATES E., BENIGNI L., BRETHERTON I., CAMAIONI L. and VOLTERRA V., *The Emergence of Symbols: Cognition and Communication in Infancy*, Academic Press, 1979.

BATESON G., *Animal Communication*, Indiana University Press, 1968.

BEATTIE G., *Talk: An Analysis of Speech and Non-Verbal Behaviour in Conversation*, Open University Press, 1983.

BEATTIE G. and ABOUDAN R., "Gestures, pauses and speech: An experimental investigation of the effects of changing social context on their precise temporal relationships, *Semiotica*, 99: 239-72, 1994.

BEATTIE G. and COUGHLAN J., "Do iconic gestures have a functional role in lexical access? An experimental study of the effects of repeating a verbal message on gesture production", *Semiotica*, 119: 221-49, 1998.

BIRDWHISTELL R.-L., *Kinesics and Context: Essays on Body Motion Communication*, University of Pennsylvania Press, 1970.

BOND C., KAHLER K. and PAOLICELLI L., "The miscommunication of deception: an adaptive perspective", *Journal of Experimental Social Psychology*, 21: 331-45, 1985.

BROWN A.-S., "A review of the tip-of-the-tongue experience", *Psychological bulletin,* 109: 204-23, 1991.

BROWN R. and MCNEILL D., "The tip of the tongue phenomenon", *Journal of Verbal Learning and Verbal Behaviour,* 5: 325-37, 1966.

BUTLER S., *The way of All Flesh,* Methuen, 1903.

BUTTERWORTH B. and HADAR U., "Gesture, speech and computational stages: A reply to McNeill", *Psychological Review,* 96: 168-74, 1989.

CASLER L., "The effects of extra tactile stimulation on a groupe of institutionalized infants", *Journal Child. Psychology and Psychiatry,* 6(1), 19-27, 1965.

CHOMSKY N., *Syntactic Structures,* Mouton, 1957.

CHOMSKY N., *Language and Mind,* Harcourt Brace, 1972.

CHOMSKY N., *Reflections on Language,* Temple Smith, 1976.

CHURCH R.-B. and GOLDIN-MEADOW S., "The mismatch between gesture and speech an index of transitional knowledge", *Cognition,* 23: 43-71, 1986.

CODY M. and O'HAIR H., "Non-verbal communication and deception: Differences in deception cues due to gender and communicator dominance, *Communication Monographs,* 50: 175-93, 1983.

CONDILLAC E.-B. (DE), *An Essay on the Origin of Human Knowledge,* Cambridge University Press, 2001.

CORRAZE J., *Les communications non verbales*, Le Psychologue, 1980.

DANBLON E., *La fonction persuasive. Anthropologie du discours rhétorique : origines et actualité*, Armand Colin, 2005.

DARWIN C., *The Origin of Species*, Dent, 1971.

DARWIN C., *The Expression of the Emotions in Man and Animals*, John Murray, 1872.

DAVIS M. and HADIKS D., "Demeanor and credibility", *Semiotica*, 106: 5-54, 1995.

DE TURCK M. and MILLER G., "Deception and arousal: Isolating the behavioral correlates of deception", *Human Communication Research*, 12: 181-201, 1985.

EFRON D., *Environment*, King's Crown Press, 1972.

EKMAN P., *Telling Lies: Clues to Deceit in the Marketplace, Politics and Marriage*, Norton, 1985.

EKMAN P., "Lying and non-verbal behavior: Theoretical issues and new findings", *Journal of Non-Verbal Behavior*, 12: 163-76, 1988.

EKMAN P. and FRIESEN W., "The repertoire of non-verbal behavioural categories: Origins, usage and coding", *Semiotica*, 1: 49-98, 1969.

EKMAN P., "Hand movements", *Journal of Communication*, 22: 353-74, 1972.

EKMAN P., FRIESEN W. and SCHERER K., "Body movement and voice pitch in deceptive interaction", *Semiotica*, 16: 23-7, 1976.

EKMAN P., O'SULLIVAN M., FRIESEN W. and SHERER K., "Face, voice and body in detecting deceit", *Journal of Non-Verbal Behavior*, 15: 125-35, 1991.

EKMAN P. and ROSENBERG E.-L., *What the Face Reveals. Basic and Applied Studies of Spontaneous Expression Using the Facial Action Coding System (FACS)*, Oxford, 2005.

ELLIS A. and BEATTIE G., The *Psychology of Language and Communication*, Guilford Press, 1986.

GOLDIN-MEADOW S., "The development of gesture with and without speech in hearing and deaf children", in *Gesture, Speech and Sign*, Oxford University Press, 1999.

GOLDIN-MEADOW S. and MCNEILL D., "The role of gesture and mimetic representation in making language the province of speech", in *The Descent of Mind*, Oxford University Press, 1999.

GOLDIN-MEADOW S., MCNEILL D. and SINGLETON J., "Silence is liberating: Removing the handcuffs on grammatical expression in the manual modality", *Psychological Review*, 103: 34-55, 1996.

GOLDMAN-EISLER F., *Psycholinguistics: Experiments in Spontaneous Speech*, Academic Press, 1968.

GREENE J., O'HAIR H., CODY M. and YEN C., "Planning and control of behavior during deception", *Human Communication Research*, 11: 335-64, 1985.

HADAR U., "The recognition of the meaning of ideational gestures by untrained subjects", in *Oralité et gestualité. Interactions et comportements multimodaux dans la communication*, L'Harmattan, 2001.

HALL E.-T., *The silent Language*, Garden City: Doubleday, 1959.

HEWES G., "Primate communication and the gestural origin of language", *Current Anthropology*, 14: 5-12, 1973.

HEWES G., "Reply to critics", *Current Anthropology*, 14: 19-21, 1973.

HEWES G., "Primate communication and the gestural origin of language", *Current Anthropology*, 33: 65-84, 1992.

HOCKETT C., "The origin of speech", *Scientific American*, 203: 88-96, 1960.

HOCKETT C., "In search of Jove's brow", *American Speech*, 53: 243-313, 1978.

HOFER E., KOHNKEN G., HANEWINKEL R. and BRUHN C., *Diagnostik und Attribution von Glaubwürdigkeit*, University of Kiel, 1993.

JAMES W., *The Principles of Psychology*, vol.1., Holt, 1893.

JANCOVIC M.-A., DEVOE S. and WIENER M., "Age-related changes in hand and arm movements as non-verbal communication: Some conceptualisations and an empirical exploration", *Child Development*, 46: 922-8, 1975.

KALMA A., WITTE M. and ZAALBERT R., "Authenticity: Operationalization, manipulation and behavioural components : An explanation", *Medium Psychologie*, 8: 49-65, 1996.

KENDON A., "Some relationships between body motion and speech", in *Studies in Dyadic Communication*, Pergamon Press, 1972.

KENDON A., "Gesticulation and speech: Two aspects of the process of utterance", in *The Relation between Verbal and Non-Verbal Communication*, Mouton, 1980.

KENDON A., "The study of gesture: Some observations on its history", *Semiotic Inquiry*, 2: 45-62, 1982.

KENDON A., "How gestures can become like words", in *Cross-cultural Perspectives in Non-Verbal Communication*, Hogrefe, 1988.

KENNEDY G., *The Art of Rhetoric in the Roman World: 300BC-AD300*, Princeton University Press, 1972.

KLAUS M.-H., KENNEL J.-A., *Maternal-infant bonding*, The C.-V. Mosby & Co, 1976.

KORTLANDT A., "Comment on Hewes", *Current Anthropology*, 14: 13-14, 1973.

KORTLANDT A., "Comment on Hewes", *Current Anthropology*, 33: 73-74, 1992.

KRAUSS R., MORREL-SAMUELS P. and COLASANTE C., "Do conversational hand gestures communicate?" *Journal of Personality and Social Psychology*, 61: 743-54, 1991.

LA BARRE W., "Paralinguistics, kinesics and cultural anthropology", in *Approaches to Semiotics*, Mouton, 1964.

LAING R.-D. and ESTERSON A., *Sanity, Madness and the Family*, Penguin, 1964.

LAWICK-GOODALL J. van, *In the Shadow of Man*, Collins, 1971.

LEE V. and BEATTIE G., "The rhetorical organisation of verbal and non-verbal behaviour in emotion talk", *Semiotica*, 120: 39-92, 1998.

LEROI-GOURHAN A., *Le geste et la parole*, Albin Michel, 1965.

LEVELT W., *Lexical Access in Speech Production*, Blackwell, 1993.

MCBRIDE G., "Comment on Hewes", *Current Anthropology*, 14: 13-14, 1973.

MACLAY H. and OSGOOD C.-E., "Hesitation phenomena in spontaneous English speech", *Word*, 15: 19-44, 1959.

MCNEILL D., "So you think gestures are non-verbal?", *Psychological Review*, 92: 350-71, 1985.

MCNEILL D., *Hand and Mind. What Gestures Reveal About Thought*, University of Chicago Press, 1992.

MCNEILL D., *Language and Gesture*, Cambridge University Press, 2000.

MANN S., VRIJ A. and BULL R., "Telling and detecting true lies", paper presented at the Eighth Annual Meeting of the European Association on Psychology and Law, Cracow, Poland, September 1998.

MARLER P. and TENEZA R., "Signalling behaviour of apes with special reference to vocalization", in *How Animals Communicate*, Indiana University Press, 1977.

MEHRABIAN A. and FERRIS S.-R., "Decoding of attitudes from non-verbal communication", in *Journal of Personality and Social Psychology*, 6: 109-14, 1967.

MORREL-SAMUELS P., "John Bulwer's 1644 treatise on gesture", *Semiotica*, 79: 341-53, 1990.

MORRIS D., *People Watching, guide to Body Language*, Vintage, 2002.

OLDFIELD R., "Individual vocabulary and semantic currency: A preliminary study", *British Journal of Social and Clinical Psychology*, 2: 122-30, 1963.

PAIVIO A., "Mental imagery in associative learning and memory", *Psychological Review*, 76: 241-63, 1969.

PAIVIO A., *Imagery and Verbal Processes*, Holt Rinehart and Winston, 1971.

PAIVIO A., *Mental Representations: A Dual Coding Approach*, Oxford University Press, 1986.

PETTITO L.-A., "Language in the pre-linguistic child", in *The Development of Language and Language Researchers: Essays in Honour of Roger Brown*, Lawrence Erlbaum Associates, INC, 1988.

QUINTILIAN M., *Quintilian institutions oratoriae*, Heinemann, 1902.

RICHARDS I.-A., *The Philosophy of Rhetoric*, Oxford University Press, 1936.

RUESCH J., "Synopsis of the theory of human communication", *Psychiatry*, 16: 215-43, 1953.

RUESCH J., "Non-verbal language and therapy", *Psychiatry*, 18: 323-30, 1955.

SAPIR E., "The unconscious patterning of behaviour in society", in *Selected Writing of Edward Sapir in Language, Culture and Personality*, University of California Press, 1949.

SAUSSURE F. (DE), *Course in General Linguistics*, Philosophical Library, 1959.

SCHAFFER H.-R., EMERSON P.-E., "Patterns of response to physical contact in early human development", *Journal Child. Psychology and Psychiatry*, 1964.

SCHEFLEN A., *How Behavior Means*, Aronson, 1974.

SCHEFLEN A., *Body Language and Social Order: Communication as Behavioral Control*, Prentice-Hall, 1972.

SEIDENBERG M.-S. and PETITO L.-A., "Signing behaviour in apes: A critical review", *Cognition*, 7: 177-215, 1979.

SPIEGEL J.-P., MACHOTKA P., *Messages of body*, The Free Press, 1974.

TERRACE H.-S., *Nim*, Knopf, 1979.

TROWER P., BRYANT B. and ARGYLE M., *Social Skills and Mental Health*, Methuen, 1978.

TYLOR E.-B., *Researches into the Early History of Mankind*, John Murray, 1978.

VRIJ A., *Detecting Lies and Deceit*, Wiley, 2000.

VRIJ A. and WINKEL F., "Cultural patterns in Dutch and Surinam non-verbal behavior: An analysis of simulated police/citizen encounters", *Journal of Non-Verbal Behavior*, 15: 169-84, 1991.

VRIJ A., EDWARD K., ROBERTS K. and BULL R., "Detecting deceit via criteria based content analysis, reality monitoring and analyses of non-verbal behaviour", paper presented at the Ninth European Conference on Psychology and Law, Dublin, Ireland, July 1999.

WIENER N., *Cybernetics. Control and Communication in the Animal and the Machine*, MIT Press, 1961.

WIENER N., *The Human Use of Human Beings: Cybernetics and Society*, MIT Press, 1954.

WIENER N., *Ex-prodigy: my Childhood and Youth*, MIT Press, 1964.

WIENER N., *I am a Mathematician, the Later Life of a Prodigy*, MIT Press, 1964.

WIENER N., *God and Golem, Inc*, MIT Press, 1964.

WILSON E.-O., *Sociobiology*, Havard University Press, 1975.

WUNDT W., *The Language of Gestures*, Mouton, 1973.

Index thématique

A

accouplement 36

admiration 106, 152, 176, 184, 214

adolescent 33, 66, 107, 188, 205

affection 82, 85, 88, 167, 200

agressivité 14, 60, 155

amitié 16, 39, 65, 67, 70, 79, 80, 83, 88, 138, 169, 174, 176, 193, 207, 212

amour 1, 12, 21, 66, 77, 81, 84, 167, 175, 204

angoisse 91, 160, 195, 210

annulaires 112

anxiété 92, 93, 158, 210, 211

approche amoureuse 36, 107

avant-bras 29, 31, 43, 61, 79, 80, 96, 97, 101, 104, 109, 110, 112, 121, 123, 132, 163, 166, 172, 182, 186

B

bonheur 16, 60, 150, 151, 179, 202

bouche 6, 16, 23, 36, 54, 55, 57, 61, 74, 83, 90, 92, 96, 101, 103, 104, 112, 122, 124, 133, 163, 168, 175, 179, 188, 214 bras 1, 44, 47, 49, 50, 60, 62, 64, 67, 70, 73, 74, 75, 76, 79, 82, 84, 90, 97, 98, 101, 107, 110, 121, 123, 128, 132, 133, 135, 137, 139, 141, 151, 153, 156, 160, 178, 186, 191, 194, 196, 205, 209, 212

buste 43, 51, 62, 90, 96, 101, 103, 109, 121, 122, 132, 152, 156, 159, 161, 163, 179, 191

C

chaussures 5, 158, 191, 198, 208

cheveux 48, 52, 56, 69, 87, 95, 112, 123, 182, 201

cohérence 18, 39, 41, 45, 57, 100, 146

colère 14, 41, 45, 55, 155, 191

complaisance 210

cou 66, 75, 76, 80, 103, 125, 135, 163, 180

coude 56, 61, 79, 87, 98, 104, 106, 112

coup de foudre 200

courage 109, 115, 156, 185, 195, 198, 207

cuisse 84, 110, 182

culture 8, 21, 34, 37, 68, 115, 145, 168

D

dédain 138, 163, 196

défaite 191, 192

défense 24, 118, 121, 181, 194, 206

dégoût 72, 103, 104

démarche 88, 191, 197

dents 31, 52, 75

dépression 163

désintéressement 124

discours 6, 7, 10, 12, 16, 20, 25, 34, 39, 41, 45, 47, 49, 60, 73, 92, 93, 96, 105, 136, 137, 141, 145, 162, 213, 217

dissimulation 150

doigts 29, 52, 56, 61, 64, 78, 85, 86, 89, 90, 92, 101, 111, 121, 123, 126, 130, 171, 179, 188

doigts de pied 103

dos 53, 79, 80, 84, 88, 111, 128, 163, 171, 196, 212

doute 1, 39, 41, 96, 147, 178

E

écoute 158, 161, 162, 186, 187, 209

élocution 6

embrassade 53, 82

empathie 167, 211, 212

encouragement 59, 125, 167, 205

énervement 44, 182, 189

enfant 2, 11, 33, 35, 52, 57, 63, 66, 68, 76, 85, 91, 96, 99, 102, 107, 123, 127, 141, 167, 172, 190, 205

ennemi 17, 75, 120, 139

épaules 49, 60, 75, 84, 87, 96, 104, 110, 128, 133, 153, 159, 163, 171, 173, 191, 214

F

face 31, 57, 76, 156, 195

fidélité 174, 178

front 31, 57, 93, 96, 101, 156

G

gêne 95, 112, 120

genou 32, 40, 76, 103, 106, 109, 111, 157

gorge 8, 29, 72, 91, 93, 96, 106, 108, 213

grimaces 29, 52

H

haine 12, 72, 102

hanches 22, 166

hystérie 47

I

impatience 158, 188

index 52, 62, 126, 141, 144, 178, 187

injustice 28, 179, 182

inquiétude 91, 173

instinct 27, 34, 63, 76

insulte 124

intimité 2, 164

isolement 121

J

jambe 1, 5, 22, 40, 43, 74, 76, 92, 103, 106, 108, 109, 128, 152, 157, 164, 185, 202 joie 58, 93, 130, 131, 193, 194

joue 50, 57, 83, 92, 105, 125, 133, 156, 168, 188

L

langage animal 11

langue 8, 18, 35, 52, 59, 92, 131, 148

lèvres 49, 57, 60, 72, 79, 84, 92, 103, 112, 124, 133, 135, 141, 148, 168, 191

M

mains 5, 28, 29, 33, 43, 47, 49, 50, 54, 55, 62, 68, 69, 71, 74, 79, 81, 89, 92, 95, 96, 101, 104, 105, 108, 109, 111, 112, 121, 128, 130, 132, 133, 134, 136, 142, 143, 144, 151, 156, 158, 160, 168, 171, 173, 180, 181, 185, 186, 191, 194, 196, 199, 201, 212

majeur 60, 112, 187

mensonge 96, 150, 179, 212, 217

menton 57, 60, 73, 92, 98, 103, 106, 121, 139, 163, 188, 207

moquerie 7, 58, 103, 105

muscles 57, 68, 73, 131, 152, 172

O

orateur 5, 7, 9, 13, 20, 34, 72

ordre 19, 61, 63, 120, 131, 136, 141, 162, 174, 207

oreilles 8, 22, 38, 47, 69

P

parole 9, 18, 41, 44, 45, 48, 72, 80, 93, 95, 126, 132, 137, 145, 153, 213

passion 7, 66

paume 29, 31, 50, 61, 68, 73, 85, 97, 101, 124, 130, 133, 142, 144, 181

peur 8, 91, 99, 109, 120, 137, 155, 195

pieds 5, 56, 67, 70, 76, 92, 95, 103, 156, 159, 162, 171, 187, 198, 199, 213

poignet 50, 80, 89, 136

poings 43, 71, 102, 132, 139, 151, 155, 159, 166, 179, 191

poitrine 28, 72, 106, 144, 148, 163, 194

pouce 52, 59, 101, 122, 126, 187, 190, 196

pupilles 167

R

regard 53, 58, 61, 62, 74, 79, 89, 94, 97, 101, 103, 104, 111, 118, 123, 125, 138, 151, 153, 164, 166, 202, 203, 207, 215

reproche 207

répulsion 163

respect 12, 80, 183, 207

responsabilité 82, 148, 181, 192

retrouvailles 66

réussite 70

rictus 32, 50, 58, 90, 103, 105, 130, 132, 166, 169

S

sévérité 58

simulation 58, 150, 174, 205

snob 116

soumission 171

sourcils 28, 50, 57, 67, 96, 101, 118, 128, 132, 142, 168, 214

sourire 31, 44, 58, 61, 62, 73, 79, 89, 90, 93, 97, 99, 102, 105, 107, 109, 112, 113, 118, 120, 125, 138, 141, 143, 149, 150, 155, 159, 161, 167, 169, 175, 184, 191, 198, 203, 207, 211, 212

stress 34, 74, 189, 193

sueur 31, 156

surprise 30, 54, 149, 174, 212

sympathie 65, 212

T

talon 157, 198

tendresse 69, 79, 84, 149, 200, 202, 203

tête 5, 23, 29, 43, 50, 54, 61, 62, 67, 74, 79, 87, 97, 99, 103, 104, 106, 110, 112, 115, 118, 120, 124, 128, 132, 135, 139, 144, 162, 164, 171, 179, 181, 182, 185, 191, 198, 199, 201, 213

tibia 76

torse 74, 195

trahison 69, 174

tromperie 180, 182

tronc 29, 85, 120, 156, 159, 163, 209

V

victoire 62, 191, 192

violence 30, 72, 194

visage 13, 23, 31, 49, 55, 58, 61, 62, 72, 75, 90, 91, 97, 102, 106, 110, 120, 128, 130, 131, 133, 135, 138, 144, 145, 150, 153, 156, 180

voix 6, 7, 10, 12, 15, 16, 22, 23, 25, 29, 31, 39, 40, 51, 58, 69, 72, 74, 91, 93, 96, 100, 101, 117, 120, 127, 130, 133, 138, 143, 144, 146, 154, 168, 171, 177, 180, 211, 212, 215

Y

yeux 2, 8, 23, 28, 29, 38, 47, 49, 50, 53, 57, 58, 61, 62, 69, 76, 79, 80, 90, 91, 94, 96, 99, 101, 103, 106, 109, 112, 121, 128, 133, 135, 139, 141, 145, 150, 153, 167, 168, 170, 172, 175, 179, 198, 203, 205, 215

Z

zygomatiques 61, 72, 132, 168

Index des noms propres

A

Alexandre le Grand 196
Arafat (Yasser) 90
Argyle (Michael) 11, 15, 38

B

Bacon (Francis) 8
Balladur (Édouard) 89
Barakat (Aboudan) 37
Bardot (Brigitte) 166
Bataille (Pascal) 78
Bateson (Gregory) 12, 35
Bayrou (François) 138, 140
Beattie (Geoffrey) 18, 37, 48, 49, 217
Beethoven (Ludwig van) 196

Begin (Menahem) 90
Bekhterev (Vladimir) 21
Benaïm (Valérie) 78
Birdwhistell (Ray) 35, 36
Blair (Tony) 87
Botticelli (Sandro Filipepi, dit) 166
Bourdieu (Pierre) 22
Brando (Marlon) 82
Branson (Richard) 184
Brown (Gordon) 87
Buffet (Marie-George) 138
Bulwer (John) 8
Burgess (Philip) 15
Bush (George) 79, 87, 196
Butterworth (Brian) 49

C

Callas (Maria) 207

Casler (Lawrence) 86

Castro (Fidel) 196

César (Jules) 196

Chaplin (Charlie) 170

Chazal (Claire) 99, 168

Chirac (Jacques) 52, 65, 73, 74, 199

Chomsky (Noam) 17, 19, 20

Churchill (Winston) 196

Cicéron 7, 10

Clinton (Bill) 90, 179, 196

Clinton (Hillary) 179

Condillac (Étienne Bonnot de) 8

Copé (Jean-François) 141

Copperfield (David) 77

Corraze (Jacques) 147

Cosmides (Leda) 21

D

Dalaï-lama 183

Danblon (Emmanuelle) 134, 136

De Gaulle (Charles) 71

De Villepin (Dominique) 74

De Vinci (Léonard) 196

Démosthène 6

Diderot (Denis) 8

Drucker (Michel) 88

E

Einstein (Albert) 196

Eisenhower (Dwight David) 39

Emerson (Peggy) 85

Épée (abbé de l') 8

F

Fabius (Laurent) 139

Fillon (François) 190

Fogiel (Marc-Olivier) 105

Fontaine (Laurent) 78

Freud (Sigmund) 10, 196

G

Gance (Abel) 170

Garcia (Sergio) 92

Gates (Bill) 184

Giscard d'Estaing (Valéry) 114

Goffman (Erving) 36

Goldin-Meadow (Susan) 31

H

Hadar (Uri) 49

Hitler (Adolphe) 48, 71

Hollande (François) 138, 199, 204

Huchon (Jean-Paul) 141

Hull (Clark Leonard) 21

Humboldt (Wilhelm von) 11

J

James (William) 162

K

Keaton (Buster) 170

Kendon (Adam) 6, 12

Kennedy (Jackie) 63

Kennedy (John Fitzgerald) 39, 63

Kennedy (John John) 63

Klaus (Marshall) 85

Kouchner (Bernard) 98

L

La Fontaine (Jean de) 12

La Guardia (Fiorello) 35

Lawick-Goodal (Jane van) 17

Le Pen (Jean-Marie) 138, 140

Lelouch (Claude) 129

Lemergy (William) 105

Levet (William) 46

Lewinsky (Monica) 179

Lorenz (Konrad) 22

Loy (Mirna) 169

M

Mac Luhan (Marshall) 39, 40

Machotka (Pavel) 166

Maclay (Howard) 45

Maradona (Diego Armando) 196

Marais (Jean) 153

Marx (Karl) 12

Maslow (Abraham) 21

McEnroe (John) 196

McNeill (David) 12, 26, 31, 34, 177

Mead (Margaret) 35, 36

Mehrabian (Albert) 13, 15

Merkel (Angela) 65

Michel-Ange (Michelangelo Buonarroti, dit) 196

Mitterrand (François) 198

Morris (Desmond) 57, 67, 153

N

Navarre (Élodie) 129

Navarro (Ramon) 169

Navratilova (Martina) 196

Nicholson (Hillary) 15

Nixon (Richard) 39, 40

O

Osgood (Charles) 45

P

Pavlov (Ivan) 21

Pelé (Edson Arantes do Nascimento, dit) 193

Pernaut (Jean-Pierre) 169

Platini (Michel) 193

Plutarque 7

Poivre d'Arvor (Patrick) 5, 99, 168

Polnareff (Michel) 47

R

Raffarin (Jean-Pierre) 79

Ramsès II 196

Raphaël (Raffaello Santi, dit) 196

Ravel (Maurice) 196

Reagan (Ronald) 130, 196, 198

Rheingold (Howard) 85

Royal (Ségolène) 28, 41, 103, 136, 139, 171, 204

Ruesch (Jürgen) 17

S

Salter (Veronica) 15

Sapir (Edward) 10, 35

Sarkozy (Nicolas) 5, 28, 41, 53, 58, 79, 87, 136, 140, 171, 173, 197, 199

Schaffer (Herbert) 85

Scheflen (Albert) 164

Schiffer (Claudia) 77

Schweitzer (Albert) 196

Seles (Monica) 196

Skinner (Burrhus Frederic) 18, 21

Spiegel (John Paul) 166

Strauss-Kahn (Dominique) 139

Swanson (Gloria) 169

T

Thackeray (William Makepeace) 117

Thucydide 6

Tolman (Edward Chance) 21

Tooby (John) 21

Tower (Peter) 11

Tylor (Edward Burnett) 9

V

Valentino (Rudolph) 169

Voynet (Dominique) 138

W

Wiener (Norbert) 14

Williams (Marilyn) 15

Winkin (Yves) 36

Wundt (Wilhelm) 9

Z

Zamenhof (Ludwik Lejzer) 59

www.ingramcontent.com/pod-product-compliance
Lightning Source LLC
Chambersburg PA
CBHW062211270326
41930CB00009B/1708